编委会

主　编：程　妍

编　委（以姓名拼音为序）：

蔡华伟（四川大学）

陈　伟（四川大学）

程　妍（四川大学）

崔孟超（北京师范大学）

李大鹏（四川大学）

李　新（浙江大学）

钱玲慧（浙江大学）

秦　蒙（四川大学）

孙洪宝（四川大学）

田蒋为（中国药科大学）

吴昊星（四川大学）

吴小艾（四川大学）

四川大学研究生培养教育创新改革项目资助

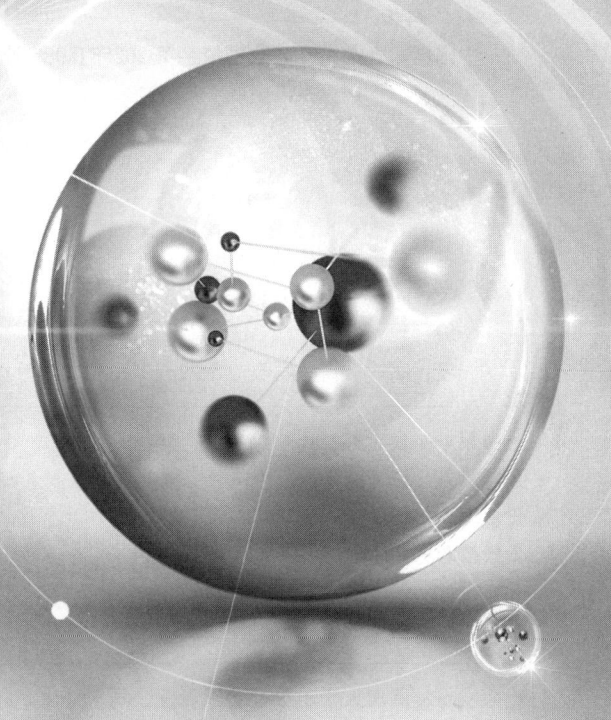

分子
影像药学

主编 ■ 程妍

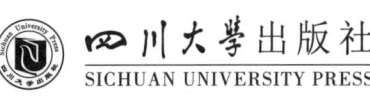
四川大学出版社
SICHUAN UNIVERSITY PRESS

图书在版编目（CIP）数据

分子影像药学 / 程妍主编. -- 成都：四川大学出版社，2025.6. -- ISBN 978-7-5690-7870-1

Ⅰ. R445；R9

中国国家版本馆 CIP 数据核字第 20255JX985 号

书　　名：分子影像药学
　　　　　Fenzi Yingxiang Yaoxue
主　　编：程　妍
丛 书 名：高等教育医学类"十四五"系列规划教材

丛书策划：侯宏虹　周　艳　许　奕
选题策划：许　奕
责任编辑：许　奕
责任校对：张　澄
装帧设计：裴菊红
责任印制：李金兰

出版发行：四川大学出版社有限责任公司
　　　　　地址：成都市一环路南一段 24 号（610065）
　　　　　电话：（028）85408311（发行部）、85400276（总编室）
　　　　　电子邮箱：scupress@vip.163.com
　　　　　网址：https://press.scu.edu.cn
印前制作：四川胜翔数码印务设计有限公司
印刷装订：成都金阳印务有限责任公司

成品尺寸：185mm×260mm
印　　张：11.125
字　　数：269 千字

版　　次：2025 年 8 月 第 1 版
印　　次：2025 年 8 月 第 1 次印刷
定　　价：50.00 元

本社图书如有印装质量问题，请联系发行部调换

版权所有 ◆ 侵权必究

扫码获取数字资源

四川大学出版社
微信公众号

前言

分子影像学作为一种新兴的前沿技术学科,在生命科学和医药领域的应用前景广阔,并在诸多环节发挥越来越重要的作用。本书围绕前沿技术的发展趋势,聚焦分子影像学与药学的技术融合、攻关生命科学和生物医药产业科学问题的研究策略和技术手段,内容涉及分子影像学、医学、药学、分子生物学、化学、材料学等多学科的融合和综合应用。

本书注重反映分子影像药学技术在医药领域的发展前沿,力求体现科学性、先进性和实用性,强调培养分析问题和解决问题的创新能力和实践能力,满足科学研究和人才培养各环节及不同层次的需求。

本书内容独特,具有前瞻性,聚焦分子影像学与药学的技术融合在攻关生命科学和生物医药产业科学问题等方面的应用;注重实践,操作性强,涵盖多学科领域,既有理论支撑又有实践指导,为读者提供切实可行的操作方法,满足科学研究和人才培养的需求;注重典型案例与技术创新融合,提高基础技术研究水平,加强读者的交叉领域技术融合意识,有助于其形成支撑战略性新兴产业发展的创新能力。

本书适用于医学、药学、化学、生命科学等相关专业的人才培养，同时可作为从事相关工作的技术人员的参考书。

分子影像药学涉及的专业知识与技术领域广泛，限于作者水平，书中难免有疏漏、不足和欠妥之处，恳请广大读者指正。

程 妍

2025 年 3 月

总 论

第一章 概 论 ………………………………… (3)

　　第一节　分子影像学概述 ………………………… (3)

　　第二节　药学概述 ………………………………… (7)

　　第三节　分子影像药学的内涵和工作内容 ……… (10)

第二章　分子成像技术的分类与基础理论 ………… (11)

　　第一节　光学成像 ………………………………… (11)

　　第二节　核医学成像 ……………………………… (15)

　　第三节　磁共振成像 ……………………………… (19)

　　第四节　磁粒子成像 ……………………………… (22)

　　第五节　超声成像 ………………………………… (23)

　　第六节　CT 成像 ………………………………… (25)

　　第七节　光声成像 ………………………………… (28)

　　第八节　多模态成像 ……………………………… (30)

　　第九节　拉曼成像 ………………………………… (32)

第三章　成像靶点与生物靶点 …………………………………………（35）

第一节　成像靶点 ……………………………………………………（35）
第二节　生物靶点 ……………………………………………………（38）

方法技术

第四章　分子探针的制备与标记技术 …………………………………（47）

第一节　概　述 ………………………………………………………（47）
第二节　分子探针的制备 ……………………………………………（52）
第三节　光学标记 ……………………………………………………（56）
第四节　放射标记 ……………………………………………………（62）

第五章　分子影像学实验室常用技术 …………………………………（73）

第一节　放射性同位素示踪技术 ……………………………………（73）
第二节　放射自显影 …………………………………………………（75）
第三节　小动物活体光学成像 ………………………………………（77）
第四节　小动物核医学成像 …………………………………………（80）
第五节　分子探针的质量控制 ………………………………………（81）

应　用

第六章　放射性同位素示踪技术在药代动力学研究中的应用 ………（87）

第一节　放射性同位素示踪技术在体外研究中的应用 ……………（87）
第二节　放射性同位素示踪技术在体内研究中的应用 ……………（91）
第三节　小结与展望 …………………………………………………（102）

第七章　荧光成像在药物研究中的应用 (104)

第一节　药物筛选 (104)

第二节　药效动力学与毒性研究 (108)

第三节　药物示踪和体内动力学研究 (111)

第四节　细胞药物研究 (112)

第八章　拉曼光谱在药物分析中的应用 (115)

第一节　常见的拉曼光谱分类 (115)

第二节　拉曼光谱的数据处理与分析 (116)

第三节　拉曼光谱的应用 (118)

第四节　小结与展望 (124)

第九章　诊疗一体化与精准医学 (126)

第一节　分子影像指导下的放射性核素诊疗一体化 (126)

第二节　分子影像指导下的靶向药物治疗 (128)

第三节　分子影像指导下的免疫治疗 (130)

第四节　分子影像指导下的手术治疗 (131)

第五节　分子影像指导下的光动力治疗与光热治疗 (135)

第六节　小结与展望 (137)

第十章　分子探针在肿瘤成像中的应用 (139)

第一节　光学分子探针与肿瘤成像 (139)

第二节　核医学分子探针与肿瘤成像 (143)

第三节　磁共振分子探针与肿瘤成像 (146)

第四节　超声分子探针与肿瘤成像 (146)

第五节　光声分子探针与肿瘤成像 (147)

第六节 多模态分子探针与肿瘤成像 …………………………………… (148)

第十一章 分子成像在神经精神疾病中的应用 …………………………… (150)
第一节 神经退行性疾病成像 …………………………………………… (150)

第二节 精神疾病成像 …………………………………………………… (153)

主要参考文献 ……………………………………………………………… (157)

总 论

第一章　概　论

第一节　分子影像学概述

一、分子影像学的起源

17世纪以前，由于科学技术的限制，人类依靠肉眼观察世界万物，难以获得微观世界的信息。16世纪末17世纪初，光学显微镜的诞生与发展推动了17至18世纪现代生物学的发展，为人类提供了开启微观世界大门的钥匙。1661年，Marcello Malpighi用显微镜研究人体微细结构并首次描述了血液循环中的毛细血管。1665年，Robert Hooke在前人成果的基础上制造出复式显微镜，并通过观察发现了细胞结构。自此，伴随影像设备的发展，人类揭开了未曾触及的微观世界篇章，从对单个器官的研究，逐步深入到细胞、分子形态及其功能的探索，进而发展到揭示生物体内细胞、亚细胞甚至分子水平的动态过程，逐步打开了活体分子水平研究的大门。

1895年，Wilhelm Röntgen发现了能够穿透固体物质并在照相板留下影像的X线，打开了直观探视人体内部结构的新大门。基于X线的透视成像为非侵入式诊断开辟了道路，奠定了具有划时代意义的医学影像学基础。1971年，Godfrey Hounsfield和Allan Cormack基于对X线成像的研究，联手推出计算机断层扫描技术，利用X线束沿多方向穿透机体并通过计算机重建横断面图像，有效解决了传统透视X线图像明暗度不足与机体内部器官细节难以辨识的困境，为复杂病灶的精细化定位提供了前所未有的帮助。

随着核物理学的发展，科学家发现可以利用放射性同位素追踪体内的生理过程。1923年，George de Hevesy首次提出利用放射性同位素示踪法进行生物化学研究，他以铅-212作为示踪剂追踪蚕豆组织对铅的吸收和转运，还使用放射性磷作为示踪剂研究动物体内磷的代谢。

1951年，Benedict Cassen通过闪烁晶体加准直器成功研制出首台闪烁扫描仪，并获得第一张人体甲状腺放射扫描图，然而该设备扫描速度慢，图像分辨率差，无法实现快速动态成像。1957年，Hal Anger成功研制出首台伽马相机，实现了快速动态成像。20世纪60年代，David Kuhl和Roy Edwards开发出首台现代核医学断层成像设备，即现代单光子发射计算机断层扫描仪的前身，并提出了纵向和跨轴断层成像的概念。1974

年，Goldenberg 等利用碘-125 标记的异源免疫球蛋白 G 在接种结肠癌肿瘤的仓鼠体内实现肿瘤靶向成像，标志着针对特异性生物靶点的靶向成像出现。此后近十年间，核医学的研究范围不断拓展，利用放射性核素的原子标记制备含有标记核素的食物、药物或代谢物质，可追踪标记物在体内外的位置及数量变化情况。1995 年，Tjuvajev 等制备放射标记的胸腺嘧啶核苷类似物，首次通过单光子发射计算机断层扫描仪实现了基因水平的分子成像。20 世纪 60 年代末，Ter-Pogossian 等提出利用正电子核素放射性示踪剂进行体内生物化学研究。1973 年，Michael Phelps 等成功研制出首台用于人体研究的正电子发射相机，标志着正电子发射断层成像的诞生，实现了非侵入式放射性同位素断层扫描并获取放射性浓聚灶的三维图像信息，使得对机体内部的功能成像提升至分子水平，为分子影像学的产生与发展奠定了基础。放射性核素成像分辨率低，缺乏清晰的组织结构信息。1998 年，首台正电子发射断层扫描成像-计算机断层扫描仪（PET-CT）在匹兹堡大学医学中心装机成功，实现了功能成像与结构成像的统一。2001 年，商业化 PET-CT 投入市场，使分子影像学的发展迈出了具有历史意义的重要一步。

分子成像的探索并非局限于任何一种单一的成像模式。在核医学技术发展的同时，其他成像设备和技术也在快速发展。在磁共振成像领域，1973 年，PaulLauterbur 和 Peter Mansfield 在荷兰实验室搭建了最初的核磁共振成像系统。1980 年，同一实验室运用研制的 0.15T 磁共振系统得到了第一幅人类头部核磁共振图像。1990 年，Weissleder 等利用超顺磁氧化铁探针实现了活体肝脏受体磁共振分子成像。同时，Weissleder 等开发出具有更长波长的近红外荧光成像，可以穿过更深组织，在一定程度上打破了光学成像组织穿透力不足的局限，使其具备了实现分子成像的潜力。

与传统解剖影像学不同，分子影像学专注于实时观测生物分子的动态变化。随着生物分子探针、医学影像设备和信息技术的快速进步，借助分子生物学技术和分子探针技术，通过对机体内特定分子的标记，研究者可以在生物活体中实现不同模态下的分子水平成像分析。1999 年，美国哈佛大学的 Ralph Weissleder 首次提出了分子影像学的概念，将其定义为应用影像学方法对活体状态下的生物过程进行细胞和分子水平的定性与定量研究。这一技术能够在活体水平上通过成像直接展示细胞或分子水平的生理和病理过程。

分子影像学是多学科交叉融合的结果，涵盖了生物学、医学、物理学、化学和工程学等领域。2000 年，美国国家癌症中心成立了活体细胞和分子影像中心（In vivo Cellular and Molecular Imaging Centers，ICMICs），至此分子影像学开始作为一门新兴的学科出现。2002 年，首届分子影像学学术年会在美国波士顿召开，会议期间正式成立了分子影像学学会（Society of Medical Imaging，SMI），创办了学会期刊 *Molecular Imaging*。次年《欧洲核医学》更名为《欧洲核医学及分子影像学》（*European Journal of NUCLEAR Medicine and Molecular Imaging*）。2008 年，诺贝尔化学奖被授予 Osamu Shimomura、Martin Chalfie 和 Roger Tsien，以奖励他们发现可作为生物学标记工具的绿色荧光蛋白，这进一步凸显分子成像的重要性。美国和欧盟已将分子影像学研究计划提升到仅次于人类基因组计划的重大研究计划高度。

国内对分子影像学的发展也十分重视。2002 年，国家科技部在杭州召开了以"分子影像学"为题的香山会议，建议将分子影像学列为医学发展的重大课题，并成立相应的学术团体和研究中心。

随着基因组学、蛋白质组学等组学技术的兴起，分子影像学也进入了飞速发展期。它不仅用于疾病诊断，还在疾病预防、治疗监控、药物开发和疗效评估中发挥重要作用。更多靶向分子探针被开发，用于特异性识别肿瘤细胞标志物、炎症细胞或神经递质受体等分子靶点，进一步提升了分子影像学的精确性。分子影像学已成为个性化诊疗与精准医学的核心工具，其通过实时监测疾病的分子变化来指导治疗决策。

分子影像学的诞生是医学影像技术、分子生物学、化学和放射性示踪技术等不断融合与创新的结果。它不仅改变了传统医学影像的范式，还为现代精准医学提供了强大的工具，推动了肿瘤、神经退行性疾病和心血管疾病等多种疾病的早期诊断和个性化治疗。面对精准医学的临床需求，传统的体内研究思路和分析方法对获取实时、原位信息具有一定的局限性。分子影像学的兴起，打破了传统影像学主要反映解剖结构变化的局限，使现代医学影像学深入到了生命有机体的微观层面，实现了结构影像向功能影像的延展，为精准医学提供了有效途径。因此，分子影像学得到了医药学界、生物学界甚至物理学和化学界的广泛关注。

二、分子影像学的概念

分子影像学（Molecular Imaging）作为细胞生物学、分子生物学和影像技术融合的产物，借助非侵入性的成像技术，对体内生理和病理状态下的细胞及分子活动展开研究。分子影像学的核心在于对体内生物过程进行可视化表征和定量分析，其通常聚焦于细胞或分子水平，帮助揭示疾病的发生发展及对治疗的反应。与传统影像学主要观察解剖结构不同，分子影像学更侧重于获取功能性和分子水平的生物信息，如生物标志物、基因表达和代谢活动。二维或三维图像以及随时间变化的信号定量图谱分析，使其在疾病发生机制研究、早期诊断、动态监测和疗效评估中发挥重要作用。

分子影像学使得在活体中研究整体微环境下的疾病发展过程成为可能，并展现活体分子与细胞行为的动态变化。相比传统体外方法，分子影像学的优势在于能够在不干扰生物系统的情况下，实时、无创地追踪体内细胞与分子水平的活动，捕捉动态的生物学过程。研究者可以实时观察自然微环境中的行为，这极大地提高了研究的精确性和科学价值。此外，分子影像学能够提供完整、实时的信号传导和转导途径分析，实时定量监测基因、蛋白质和细胞等多个层面的关键靶点。与离体检测相比，分子影像学的独特优势在于能够实时、无创地对同一机体进行连续的动态观察，获取分子水平的系统信息。

三、分子影像学的应用

分子影像学的应用依赖以下三个核心要素：第一，灵敏、快速且具备高分辨率的成像技术与设备；第二，高亲和力的分子探针；第三，高效的化学或生物信号放大方法。目前应用于分子影像学的主要成像技术包括核医学成像、磁共振成像、光学成像、超声成像、光声成像以及荧光介导的断层摄影等。这些成像技术各具优势，同时也存在一定的局限性。随着新型检测仪器和方法的不断涌现，成像设备正朝着小型化、专业化方向发展。高亲和力的分子探针的研发始终是分子影像学发展的核心，其制备直接影响分子影像技术的灵敏性和准确性，是推动该领域技术革新的关键所在。分子影像学的研究主要包括分子探针、信号产生与传感、图像处理与数据分析等方面。

（一）分子探针

分子影像学依赖特异性分子探针（如放射性核素标记分子、荧光染料、超声造影剂等）来靶向体内特定的生物分子、受体或细胞。探针与目标分子结合后，会发出可被成像设备检测到的信号，进而实现对体内生物过程的可视化分析。

（二）信号产生与传感

当分子探针与目标靶点结合时，会产生特定信号，信号的形式包括光学、放射性、超声、磁性等。根据探针类型，信号通过不同的成像技术检测生成静态或动态的图像，展示随时间变化的生物过程。为获取更丰富的生物信息，分子影像学常结合多种成像技术。例如，功能性成像技术（如核医学成像）与结构性成像技术（如CT、磁共振成像）结合，可以同时获取解剖结构与功能信息，以利于研究者进行更全面的评估。

（三）图像处理与数据分析

分子影像学不仅能够提供定性的可视化信息，还能通过信号强度的分析，定量研究生物分子的浓度、基因表达和代谢过程。定量分析在疾病监测、药物反应评估和治疗效果判断中发挥着关键作用。

四、分子影像学的展望

分子影像学作为一门融合细胞生物学、核医学、放射医学、超声医学、药理学、物理学和材料科学等学科的交叉学科，在临床应用中展现了广阔的前景。例如，将分子影像学与计算机科学、心理学和精神病学等学科结合，推动了学科间更广泛而深入的交叉渗透与协调发展，为临床转化和精准医疗的逐步实现提供了有力支持。

分子影像学为疾病的早期诊断、疗效评估及新药开发提供了重要技术支撑，发挥着不可替代的重要作用，其未来发展在很大程度上依赖于高度特异性成像剂和高灵敏度成像技术的研发。研发安全有效的多模态造影剂以及基于分子影像技术的多模态诊疗模式，成为当前和未来研究的重点。在现有的分子影像技术中，每种成像方式均有其独特的优势与局限性。多模态分子成像技术通过结合不同的成像方式，发挥协同作用，弥补了单一成像技术的不足。仪器的不断改进和图像重建算法的优化，使大量高分辨率图像得以生成，图像不仅能够实现对机体功能活动的精确量化，还可以揭示临床上难以发现的微小病变。近年来，分子影像技术与材料科学、化学、物理学、生物学及基因组学等领域紧密融合，涌现出一系列新兴的成像剂和成像技术，并在基础研究和临床转化中取得了显著进展。此外，新一代人工智能技术的发展进一步促进了医学与工程的深度融合，推动分子影像学向智能化方向迈进。分子影像技术与人工智能的结合无疑将成为未来研究和应用的重要方向，为实现精准医疗和个性化治疗提供支持。

第二节 药学概述

一、药学的概念

药学是研究药物及其在疾病防治与健康维护中的应用的一门学科。它涵盖药物的发现、研究、开发、生产、流通、合理使用及管理等多个领域。药学的主要任务是探索药物与人体、健康和疾病之间的相互关系，为社会提供高质量的药品，并确保药物使用的安全性、有效性和科学性。药学既是一门基础科学，也是一门应用科学，融合了化学、生物学、医学、药理学等多学科知识。药学的核心目标为通过研究药物的化学组成与结构、生物学作用机制、毒理学特性以及药物在人体内的吸收、分布、代谢和排泄过程，进一步优化药物的临床应用。在现代医疗体系中，药学不仅致力于研发创新药物，还注重用药的个体化和精准化，旨在最大化药物的治疗效果、最小化不良反应，从而为患者提供更安全有效的治疗方案。同时，药学还涉及药品的质量控制与监管，为公众健康提供重要保障。

二、药品的分类

（一）中药与中药材

中药是指以天然草药、动物或矿物等为原料，按照中医药理论进行制剂加工而制成的药物。中药材是指中药的原材料，通常是从自然界采集或人工种植的植物、动物或矿物。

（二）化学药品

化学药品是指通过合成或者半合成的方法制得的原料药及其制剂，天然物质中提取或者通过发酵提取的新的有效单体及其制剂，用拆分或者合成等方法制得的已知药物中的光学异构体及其制剂。根据原料来源和生产方法，化学药品可分为植物化学药、化学合成药、抗生素、半合成抗生素、生物化学药等。

（三）生物制品

生物制品是指以微生物、细胞、动物或人源组织和体液等为原料，用生物学技术制成，用于预防、治疗和诊断人类疾病的制剂，如疫苗、血液制品、生物技术药物、微生态制剂、免疫调节剂、诊断制品等。

生物技术药物是生物经济的重要载体。生物技术药物是指采用DNA重组技术或其他创新生物技术生产的治疗药物，如疫苗、单抗、生长因子、细胞因子、重组血浆因子、纤溶酶原激活剂、受体、融合蛋白等。目前生物技术药物分为基因工程药物、基因工程疫苗、治疗性单克隆抗体药物、基因治疗和核酸类药物、细胞与组织工程产品等。

三、药物研发的基本流程

（一）药物靶点

药物靶点是指药物在体内作用的具体分子或生物结构，是药物与生物体之间发生作用的直接对象。通过与药物靶点的相互作用，药物可以调节机体的生理或病理过程，从而达到治疗疾病或改善健康的目的。药物靶点通常包括酶、受体、离子通道、核酸、结构蛋白和其他分子（特定糖类、脂类等）。药物靶点的选择和确认是新药研发的核心，其研究有助于理解疾病的分子机制，并设计出高效且副作用小的药物。随着基因组学、蛋白质组学和计算生物学的发展，人们发现了越来越多的新型药物靶点，为精准医学和个性化治疗提供了帮助。

（二）药物筛选

1) 苗头化合物（Hit Compound）：苗头化合物是指对特定靶点或作用环节具有初步活性的化合物。人们有多种途径发现苗头化合物，可以从天然产物和化合物库中筛选，也可以进行基于受体或配体结构和机制的分子设计。最常见的苗头化合物发现策略是在已知化合物中寻找，其次是随机高通量筛选，其余的方法包括集中筛选、基于结构的药物设计、基于片段的先导化合物（Lead Compound）生成和DNA编码库筛选等。此外，基于生物结构发现新配体的计算机虚拟筛选，也得到越来越广泛的应用。

2) 先导化合物：先导化合物是已经通过多次实验验证、的确具有一定生理药理活性、可用作进一步深入研究的化合物。从多个苗头化合物中筛选活性最好的一个（或几个）作为先导化合物继续进行深入研究，这个过程也称作"Hit to Lead"。此阶段要对化合物进行更详细的体内过程特性分析、细胞毒性测试，还必须考虑该化合物大规模合成的可行性以及制造工艺的复杂性。

3) 候选药物：通过先导优化（Lead Optimization），将先导化合物在遗传毒性模型和动物行为学模型得到的活性数据结合化合物结构得到初步的构效关系分析，分析指导化合物结构优化，获得候选药物（Candidate）。

（三）药物开发

药物开发包括临床前研究和临床研究。临床前研究是指候选药物必须进行制剂研究以及药代动力学、药效动力学和临床前安全性等研究，确认药物针对目标疾病的生物活性和安全性，以支持临床试验的启动。其中，制剂研究是药物研发的一个重要环节，旨在针对药物的理化性质、给药方式等开发适宜的制剂。药代动力学/药效动力学（Pharmacokinetics/Pharmacodynamics，PK/PD）用于评价药物在动物体内的吸收、分布、代谢、排泄（Absorption，Distribution，Metabolism，Excretion，ADME）以及药物相互作用（代谢酶、转运体等）等体内动态变化规律和作用机制。药理与毒理学研究（Safety Pharmacology & Toxicology）用于评估药物对特定目标疾病的生物活性以及药物在疗效之外产生的其他作用。毒理研究种类较多，包括急性毒性、亚急性毒性、慢性毒性、生殖毒性、致癌性、致突变性等。在临床前研究完成后，研究者便可提出临床试验申请（Investigational New Application，IND），获准后即可开展新药的临床研究。临床试验分为Ⅰ到Ⅳ期。Ⅰ期临床试验在小部分（一般为20~100名）健康的人类志愿者中启动，主要目标是研究产品的安全性和耐受性，以及最大耐受剂量、药代动力学和药效动力学。Ⅱ期临床试验是在Ⅰ期临床试验确定安全的情况下，招募目标疾病患者（一般为100~500名）测试新药。Ⅱ期临床试验的结果有助于确定一个药物是否可以科学和商业地进行Ⅲ期临床试验。Ⅲ期临床试验是产品注册前的最后阶段，其目标是评估药物在长期治疗期间（6个月到1年以上）的安全性。此阶段更多患者（一般为1000~5000名）接受更高剂量、更长时间的治疗。

四、现代药学发展

以化学为基础的药学研究模式（化学药学模式）逐渐向化学－生物－药学模式转变。以生命科学、生物技术的发展进步和普及应用为基础的生物经济新形态已成为国民经济的重要组成部分。生物领域的战略科技力量将持续壮大。围绕新机制、新靶点药物的基础研究和转化应用不断取得突破，生物医药与新一代信息技术深度融合。以基因治疗、细胞治疗、合成生物技术、双功能抗体等为代表的新一代生物技术日渐成熟，推动基因检测等先进技术与疾病预防深度融合，加快疫苗研发生产技术迭代升级，助力疾病早期预防；推动生物技术与精密机械、新型材料、增材制造等前沿技术融合创新，提升疾病诊断能力；推动基因组编辑、微流控芯片、细胞制备自动化等先进技术与生物药研发融合，提高临床医疗水平。

药学是由相关学科相互交叉、相互渗透构成的多学科融合科学体系。药学学科分化呈现横纵两向型分化。横向分化即在先前学科的基础上对不同领域的问题进行研究并建立平行的分支学科，如药理学分化为心血管药理学、神经药理学、遗传药理学、临床药理学。纵向分化是指在先前学科的基础上对不同层次的问题进行研究而建立的学科，如免疫学分化为器官免疫学、细胞免疫学、分子免疫学。此外，不同学科之间相互渗透与融合，形成新的综合性学科。

新兴学科与前沿技术的融合推动药学的深入发展。随着组学技术、3D打印、高性能计算、人工智能和大数据等新技术的兴起，新药研发的思路和方向也在发生深刻的改变。新材料成为给药系统的物质基础。借助新技术、新方法，在分子、细胞水平阐明重大疾病的发病机制，研究高端制剂，形成系统完整的理论体系，建立新颖实用的评价技术，以此指导已知疾病的高端制剂设计，发现新型辅料、创新制剂和原创剂型，为临床提供高效、安全、可及的药品。

第三节　分子影像药学的内涵和工作内容

一、内涵

分子影像药学的内涵包括两方面：一方面，通过药学方法研究分子影像学的科学问题，包括设计并制备高效、安全的分子探针，开发针对特定疾病靶点的显像剂，以及研究这些探针和显像剂在生物体内的代谢路径与分布规律等；另一方面，分子影像技术为药物研发提供了强大的工具。它可以实时、动态地监测药物在体内的分布、代谢以及药效反应，为药物靶点验证、药代动力学研究、疗效评价等提供直观的数据支持。分子影像药学涉及医学影像学、药学、化学、材料学等多学科的融合和综合应用。通过多学科协作，分子影像药学推动了疾病早期诊断、精准医学和药物研发的进步。

二、工作内容

（一）分子探针的设计原理、评价体系、制备与标记技术

掌握分子探针的设计原理，包括靶向性、特异性和生物相容性等关键参数。熟悉分子探针的评价体系，包括药代动力学、药效动力学和体内外生物研究等。掌握分子探针的制备与标记技术。

（二）分子成像技术

掌握各类常用的分子成像技术，了解其在生命科学和医药研究中的独特优势。

（三）生命科学和医药应用

掌握分子影像药学在生命科学和医药研发中的应用，解决医学影像、精准医疗和新药研发中的科学问题，如生物靶点识别、疾病诊断与疗效评价、药物示踪与药效评估等。

（程妍　崔孟超）

第二章 分子成像技术的分类与基础理论

第一节 光学成像

一、光学成像的概念与基本原理

(一) 光学成像的概念

光学成像 (Optical Imaging) 是利用光与物质相互作用获取物体内部或表面生物信息的成像技术。它通过捕捉物体反射、穿透或发射的光信号,并将其转化为图像,揭示物体的形态结构、化学组成和功能等信息。

(二) 光学成像的基本原理

1. 发光成像

1) 生物发光 (Bioluminescence):生物发光是生物活体通过生物化学反应产生荧光的过程,这种发光现象在某些昆虫(如萤火虫)、海洋生物(如水母、深海鱼类)以及具有发光能力的真菌中常见。生物发光反应包括两个关键步骤,即激活和发光。激活过程的生物化学反应主要基于底物和酶的相互作用,发光过程主要是能量转换与光发射。如图 2-1 所示,生物体内存在能够发光的底物,其在相应酶的催化作用下化学结构发生变化,转变为激发态产物。处于激发态 (S_1) 的产物不稳定,会迅速回到基态 (S_0),在这个过程中多余的能量以光子的形式释放出来,从而产生荧光。不同生物体内的底物和酶具有特异性,因此产生光的波长和颜色也有所不同。

研究最早且应用最广泛的生物发光体系是萤火虫荧光素酶发光体系,在荧光素酶的催化下,荧光素与氧气反应首先生成激发态的氧化荧光素 (Oxyluciferin),随后释放光子产生荧光并转变为基态的氧化荧光素。类似地,海洋发光生物的主要光能贮存分子为腔肠素 (Coelenterazine)。腔肠素是多种海洋生物荧光素酶的底物,如 Gaussia 荧光素酶 (Gaussia Luciferase, Gluc)、海肾荧光素酶 (Renilla Luciferase, Rluc) 等。以腔肠素为底物的荧光素酶在分子氧的作用下氧化腔肠素,产生激发态的中间产物,并在此过程中释放能量发射蓝光,峰值发射波长为 450~480nm。这些发光底物常用作报告基因,用于监测细胞活性和检测微量物质等。

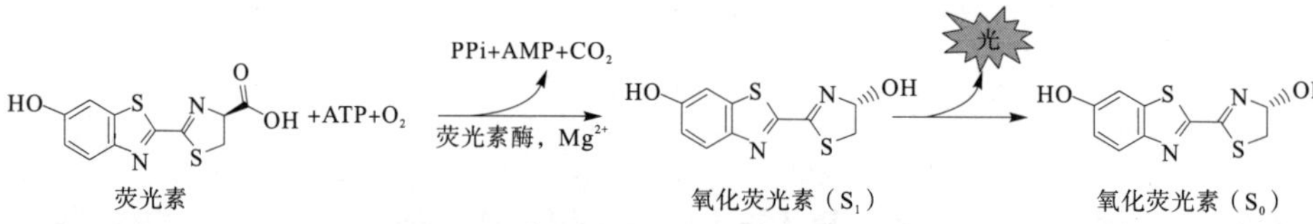

A.荧光素酶体系

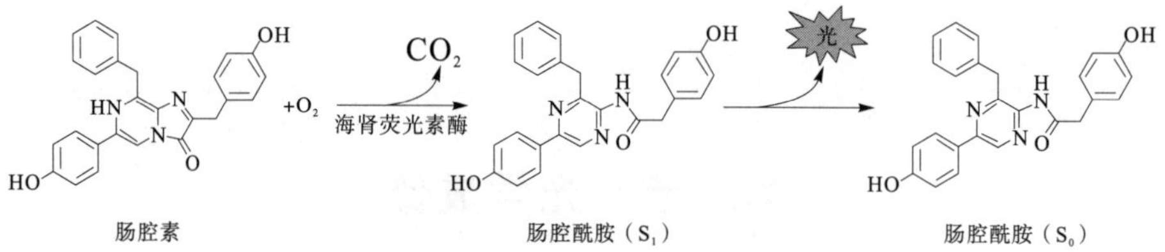

B.海肾荧光素酶体系

图 2－1　生物发光的基本原理

2）化学发光（Chemiluminescence）：化学发光是物质在进行化学反应过程中，因能量转化和释放而产生的一种光辐射现象。在化学反应中，反应物的原子、分子或离子相互碰撞、相互作用形成过渡态，随后生成产物。在此过程中，反应释放出的能量将反应产物分子激发到更高的电子能态，形成激发态分子。这种激发态是不稳定的，当激发态分子回到基态时，其多余的能量便以光子的形式释放出来，产生光辐射。常见的化学发光物质为鲁米诺（Luminol），如图 2－2 所示，鲁米诺在过氧化氢和金属离子催化剂存在时，在碱性条件下被氧化成不稳定的激发态产物，随后向外辐射能量回到基态。基于该反应的化学发光技术被广泛应用于分析化学、环境监测、医学检测（如免疫化学发光）等领域。

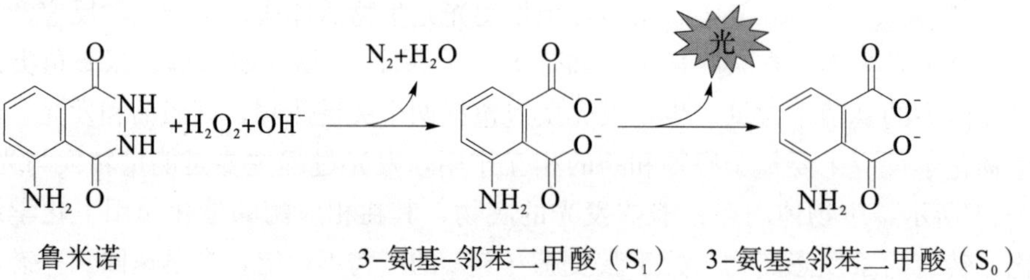

图 2－2　鲁米诺氧化发光原理

2. 荧光成像

荧光（Fluorescence）是分子吸收辐射后从激发态的最低振动能级回到基态各振动能级时发射的光。荧光通常是荧光分子在吸收高能量的短波长光后发射出低能量的长波长光而产生的现象。如图 2－3 所示，荧光成像分为三个阶段。光吸收：基态（S_0）的荧光分子吸收特定波长的光子跃迁至激发态（S_1）。能量转移：分子在激发态（S_1）停留时间非常短（纳秒级），会通过非辐射跃迁（如振动弛豫）消耗部分能量。荧光发射：分子从激发态（S_1）回到基态（S_0），在这个过程中释放出光子。发射出的光子能量较低，波长较长，通常在可见光到近红外光范围内。荧光广泛应用于生物标记、医疗诊断、环境监测等。

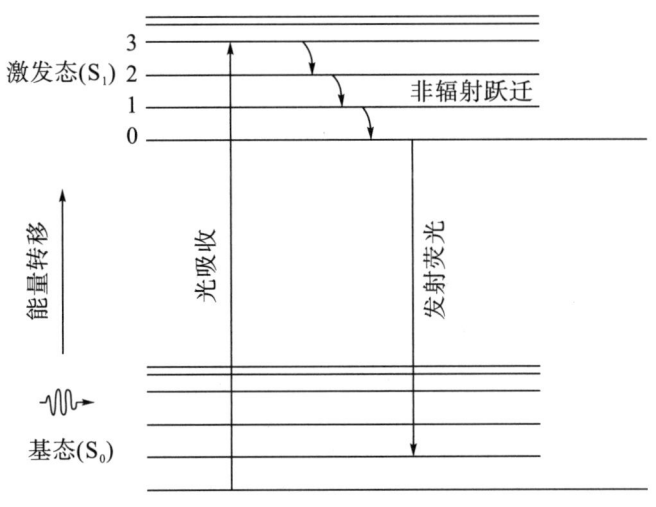

图2-3 荧光成像的基本原理

荧光成像（Fluorescence Imaging，FI）的核心在于光源和成像试剂的选择与应用。常用的光源包括氙灯、卤素灯和激光，成像试剂则包括荧光染料、荧光蛋白和纳米颗粒等。在成像过程中，首先需要将特定的成像试剂标记在目标分子上。当这些试剂受到特定波长的光照射时，分子吸收光能量，由基态转变为激发态，并以荧光的形式释放部分能量，经成像设备捕获这些荧光即可形成图像。不同成像试剂需选择对应波长的光源，通常为可见光（380～750nm）、近红外Ⅰ区（700～900nm，NIR-Ⅰ）和近红外Ⅱ区（1000～1700nm，NIR-Ⅱ）。可见光的波长较短，穿透力较弱，常用于细胞水平的成像。NIR-Ⅰ与NIR-Ⅱ的波长较可见光长，其穿透力更强，常用于活体荧光成像。

根据成像的空间特性，光学成像可分为二维的平面光学成像（Planar Optical Imaging）和三维的荧光分子断层成像（Fluorescence Molecular Tomography，FMT）。平面光学成像主要利用特定波长的光激发生物体内的荧光物质或荧光标记物，使其发出荧光信号，随后通过光学系统收集并检测这些荧光信号，从而形成生物体内的二维图像。荧光分子断层成像主要利用荧光分子在受到特定波长的光激发后产生的荧光信号，通过多个角度的检测器获取荧光在生物表面的分布信息，再利用特定的算法对荧光信号进行断层重建，从而获得生物体内荧光标记物的三维分布信息。

二、光学成像的优点和局限性

（一）发光成像

1. 优点

1）高信噪比：发光成像的信号主要来自生物体内部发出的光，因此不需要外部光源，背景噪声低。

2）高灵敏度：能够检测微弱的发光信号，可以用于观察微量的生物活动或少量的标记物。

3）非侵入性：适用于活体成像，能够长时间、连续地监测生物体内的生理变化。

2. 局限性

1）分辨率较低：由于发光信号较弱，成像的分辨率通常较低，难以获得精细的结构信息。

2）依赖特定的化学反应：需要特定的发光分子（如荧光素）和酶（如荧光素酶），可能受到生物体内的反应条件限制。

3）定量分析困难：发光强度容易受到组织吸收和散射的影响，定量分析可能存在误差。

（二）荧光成像

1. 优点

1）高分辨率：荧光成像可以通过显微镜等设备实现高分辨率，能够观察到细胞和亚细胞结构。

2）多重标记：可以使用不同波长的荧光染料进行多重标记，从而同时观察多个目标分子或细胞过程。

3）测定的线性范围宽：一般有5~6个数量级。

4）仪器设备简单，操作方便。

2. 局限性

1）背景荧光干扰：外部光源照射可能引起背景荧光，降低信噪比，影响图像质量。

2）光漂白：荧光分子在激发光持续照射下可能会导致光漂白（荧光发射能力逐渐减弱甚至完全丧失），影响长期成像和观测。

3）光毒性：激发光可能对活体样本（特别是活细胞）造成损伤，限制长时间观察。

4）深层组织成像能力有限：平面荧光成像对深层组织穿透力有限，限制了在深层组织中的应用。

5）成像灵敏度低。

6）多光谱成像时需要不同的激发波长。

三、光学成像的应用

（一）药物开发

在药物开发过程中，光学成像被广泛应用于研究药物的体内分布、代谢路径以及评估药效。荧光成像可以通过标记药物分子，实时追踪其在生物体内的过程，评估药物的生物分布和疗效。这对于药物的优化设计和剂量调整具有重要意义。此外，多光子显微镜和共聚焦显微镜等高分辨率成像技术可以用来观察药物在细胞水平的作用机制，深入探究药物与细胞靶点之间的相互作用。

（二）疾病诊断

光学成像在疾病早期诊断中发挥着关键作用。荧光成像通过特异性荧光探针标记疾病相关的生物分子或组织，如肿瘤标记物、炎症介质或病变组织。在癌症诊断中，荧光探针可以特异性地标记肿瘤细胞，使其在荧光显微镜下清晰可见。此外，近红外荧光成像可以通过高穿透力的近红外光，无创检测早期肿瘤的存在和扩散情况。这种高灵敏度的检测方法不仅能够帮助医生精确定位癌变区域，还能够在手术过程中实时引导外科医生切除肿瘤组织，避免误伤健康组织。例如，手术中使用的荧光导航系统，可以显著提高肿瘤切除的彻底性，并减少复发的风险。

（三）治疗监控

生物光学成像在治疗监控方面同样具有重要应用。例如，在光动力治疗（Photodynamic Therapy，PDT）中，光学成像可以实时监测治疗过程中光敏剂的分布和反应情况，帮助医生精确控制治疗过程，提高疗效并减少副作用。此外，荧光成像还可以用于监测药物治疗后的生物反应，如肿瘤缩小、炎症消退等，提供动态的疗效评估，为个性化治疗方案的制订提供依据。

（四）生物标志物的发现与研究

生物光学成像还可用于生物标志物的发现与研究。通过高灵敏度的成像手段，可以筛选和验证与疾病相关的生物标志物，为疾病的早期诊断、预后评估及个性化治疗提供新的工具。

第二节 核医学成像

一、核医学成像的概念、基本原理及设备

（一）核医学成像的概念

核医学成像（Nuclear Medicine Imaging）是一种基于放射性同位素标记的探针在体内的分布和代谢，利用成像设备对放射性同位素自然衰变产生的信号进行检测，获取全身和断层影像的成像技术。当探针在体内特定组织或器官中累积后，所释放的 γ 射线被专用的检测设备捕获，并通过计算机处理生成详细的影像，用于评估和诊断各种疾病。核医学成像主要用于功能性诊断和评估。

(二）核医学成像的基本原理及设备

目前常用的核医学成像技术包括伽马相机成像、单光子发射计算机断层显像（Single Photon Emission Computed Tomography，SPECT）和正电子发射断层显像（Positron Emission Tomography，PET），对应的成像设备分别为伽马相机、SPECT扫描仪和PET扫描仪。

1. 伽马相机

伽马相机是最早用于核医学成像的设备，用于捕捉体内放射性同位素发出的γ射线，生成二维平面图像。在受试者体内注入放射性示踪剂，这些示踪剂在体内分布并衰变，发射的γ射线通过准直器进入伽马相机内的闪烁晶体（NaI），产生光子信号，随后被光电倍增管（Photomultiplier，PMT）探测并放大，离闪烁晶体产生荧光光子的位置越近，光电倍增管产生的电信号幅度越大，定位电路根据电信号的幅度及能量信息确定其产生位置及放射性强度，得到放射性分布图。伽马相机主要用于静态成像，如甲状腺扫描、骨扫描、肝胆成像以及肾功能评估，也可用于动态成像，监测放射性药物在体内的分布和代谢过程。尽管伽马相机的分辨率和灵敏度不如SPECT扫描仪和PET扫描仪，但在许多基础核医学应用中仍然具有重要地位。

2. SPECT扫描仪

SPECT是核医学成像中最常用的技术之一。SPECT利用放射性同位素标记的药物（放射性示踪剂）生成体内器官和组织的三维图像，其基本的成像原理与伽马相机相似。注射进入生物体内的放射性同位素药物在特定的器官或病灶处聚集，衰变释放出单光子（γ射线）。SPECT扫描仪通常配备2个伽马相机探头，设备运行时伽马相机围绕生物机体旋转，从两个不同的角度探测放射性同位素释放的γ射线。通过计算机处理和重建，这些二维图像生成器官和组织的三维断层图像，显示放射性药物在体内的分布情况。

3. PET扫描仪

PET利用正电子放射性核素的衰变成像。当放射性核素在体内衰变时，释放出一个正电子（β^+）。放射性核素在衰变过程中发射带正电荷的电子，这种正电子在组织中运行很短距离后，即与周围物质中的电子相互作用，发生湮没辐射，同时发射出方向相反、能量相等的两光子。PET探测系统由一系列探头组成，这些探头以"成对"形式布置，每对探头之间成180°角相对排列，且通过符合线路相互连接。在体外探测示踪剂所产生的湮没放射的光子，只有当一对180°角排列的探头同时接收到方向相反、能量相等的两个光子时，符合线路才会记录该信号。采集的信息通过计算机处理，显示出靶器官的断层图像并给出定量生理参数。PET扫描仪的核心组件是探测器环，它是由多个探测器模块组成的环形结构。探测器模块（如光电倍增管或硅光电探测器）捕捉同时发射的γ射线，并将其转化为电信号。

SPECT（左）和PET（右）成像原理示意图见图2-4。

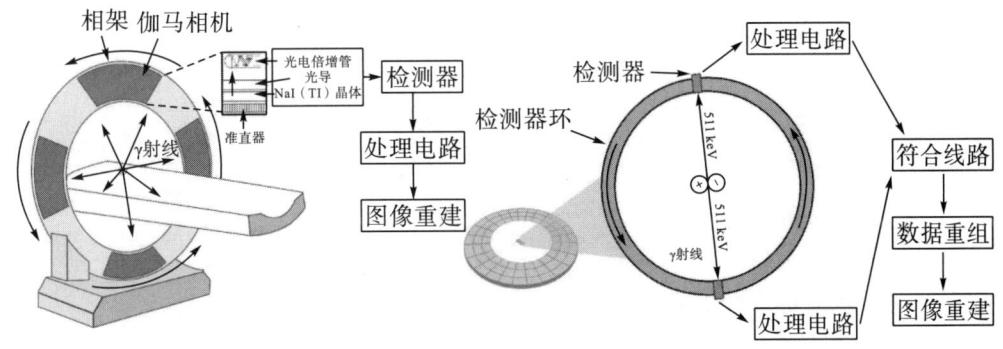

图 2-4 SPECT（左）和 PET（右）成像原理示意图

二、核医学成像的优点和局限性

核医学成像主要关注体内的功能活动，如器官的生理功能和代谢状态。该技术使用放射性同位素标记的探针，这些探针被体内的特定组织或器官吸收，从而显示其功能状态。核医学成像能够进行全身扫描，可用于评估多个部位的功能，与 CT 或 MRI 结合使用，提供结构与功能的综合信息。

（一）优点

1. 提供代谢功能信息

核医学成像能够提供生物体组织器官的代谢功能信息。

2. 高灵敏度

对微量物质的检测具有极高的灵敏度。放射性核素标记的示踪剂即使在体内浓度极低的情况下所产生的信号仍能被检测。例如，PET 能够检测到纳摩尔（nmol）甚至皮摩尔（pmol）级别的示踪剂。这种高灵敏度使得核医学成像在疾病早期筛查方面表现出色。

3. 动态监测

可以对生理和病理过程进行动态成像。以放射性核素肾动态显像为例，通过静脉注射适当的示踪剂后，能够连续观察示踪剂在肾脏的摄取、分泌和排泄过程，从而直观地了解肾脏的功能状态。

4. 低剂量辐射

与 CT 等成像技术相比，核医学成像的辐射剂量通常较低，尤其是在使用短半衰期的示踪剂时。

（二）局限性

1. 分辨率较低

与 CT 或 MRI 相比，核医学成像的分辨率通常较低，难以提供细致的解剖结构图像。

2. 辐射暴露

尽管辐射剂量较低，但仍然涉及一定的辐射暴露。

3. 示踪剂限制

示踪剂的选择和可用性有限。

三、核医学成像的应用

核医学成像的辐射剂量较低，且用于核医学成像的放射性药物通常不会引起受试者的过敏反应或其他不良反应，安全性较高。随着技术的发展，核医学成像的分辨率和定量准确性不断提高。核医学成像在医学领域的应用非常广泛，涵盖了疾病的早期诊断、治疗计划的制订、疗效评估和新药研发等多个方面。核医学成像在心脏病、癌症、神经系统疾病、内分泌和骨骼系统疾病等的诊断与治疗中广泛应用。由于其能够提供关于器官功能和代谢的信息，在某些情况下能够早于解剖结构的变化发现疾病。在癌症的早期诊断和治疗监测、心肌存活评估、癫痫灶定位等方面，核医学成像具有其他成像方式难以替代的优势。

（一）疾病的早期诊断

1. 肿瘤学

绝大多数肿瘤细胞具有葡萄糖代谢增强的特征，对葡萄糖的摄取和利用增加。PET成像中使用氟脱氧葡萄糖（$^{18}F-FDG$）作为示踪剂检测肿瘤细胞的高代谢活动，从而早期发现癌症及其转移情况。此外，放射性标记的单克隆抗体和肽类药物的发展，也使得核医学成像能够特异性地识别和诊断不同类型的癌症，如乳腺癌、淋巴瘤和前列腺癌等。

2. 神经精神病学

核医学成像在神经系统疾病的诊断中具有重要作用，可以评估脑血流量、葡萄糖代谢和受体活动，从而用于诊断和评估阿尔茨海默病、帕金森病和癫痫等脑神经退行性疾病。

（二）新药研发与药物代谢研究

1. 药物体内过程研究

核医学成像可以用于研究放射性标记药物在体内的分布和靶向性。通过追踪示踪剂在体内的路径，定量分析药物在不同时间点的体内分布。研究者可以优化药物剂量和给药方式，从而减少不良反应，提高治疗效果。

2. 受体研究与药物筛选

放射性标记的受体配体可以用于研究药物与受体的结合情况，帮助筛选和开发新的药物。例如，PET与特定受体配体结合，可以在体内活体检测药物的受体亲和力，快速筛选潜在的药物候选物。

（三）个性化治疗与精准医学

1. 个性化治疗

分子影像学的发展使核医学成像能够在分子水平上对疾病进行诊断和评估，从而实现个性化治疗。

2. 精准医学

在伴随诊断中，核医学成像可以用于确定受试者是否具备某种靶点，从而决定是否适合特定的治疗方案。

（四）前沿研究与新技术开发

1. 多模态成像

PET/CT和PET/MRI等多模态成像技术结合了不同成像技术的优势，能够提供更加全面的诊断信息，尤其在肿瘤、心血管疾病和神经系统疾病的诊断中具有重要作用。

2. 新型放射性药物

随着分子生物学的发展，新型放射性药物不断涌现，如针对特定基因突变的示踪剂。这些新型放射性药物在精准医学中发挥着越来越重要的作用，为疾病的诊疗提供了新的可能。

第三节 磁共振成像

一、磁共振成像的概念与基本原理

（一）磁共振成像的概念

磁共振成像（Magnetic Resonance Imaging，MRI）是一种基于核磁共振现象的非侵入性成像技术。它利用原子核在磁场中对无线电波的响应，获取生物体的内部图像。MRI能够提供高分辨率的软组织对比图像，并且不使用电离辐射，在医学诊断中广泛应用，尤其在脑部、脊柱、关节和内部器官的成像方面具有独特优势。

（二）磁共振成像的基本原理

MRI的物理学基础是核磁共振现象，即处在某一静磁场中的物质的原子核受到相应频率的电磁波作用时，在它们的能级之间发生共振跃迁现象。MRI通过在强磁场中利用射频脉冲激发体内原子核（主要是氢原子核）并检测其发射的电磁信号，构建人体或其他生物体的详细图像。由于组织中含有大量的水分子（H_2O），氢原子核（质子）成为MRI信号的主要来源。

如图2-5所示，磁共振成像仪由主磁体、梯度线圈和射频线圈等组成。其中主磁体产生稳定的强磁场，梯度线圈用于空间定位，射频线圈发射和接收射频信号。整个系统通过这些组件的协同工作，生成高分辨率的体内结构图像，用于疾病的诊断。当人体置于强磁场中时，体内的氢原子核（质子）会吸收射频能量并进入共振状态。质子在外部磁场作用下会排列成与磁场方向平行或反平行的状态。当施加特定频率的射频脉冲（射频能量）时，质子发生共振，偏离原有的排列状态。射频脉冲停止后，质子会逐渐恢复到原来的平衡状态，同时释放出能量。这一过程称为弛豫（Relaxation）。弛豫过程中，质子释放出的能量被线圈接收并转换为电信号，通过计算机处理，最终生成组织图像。

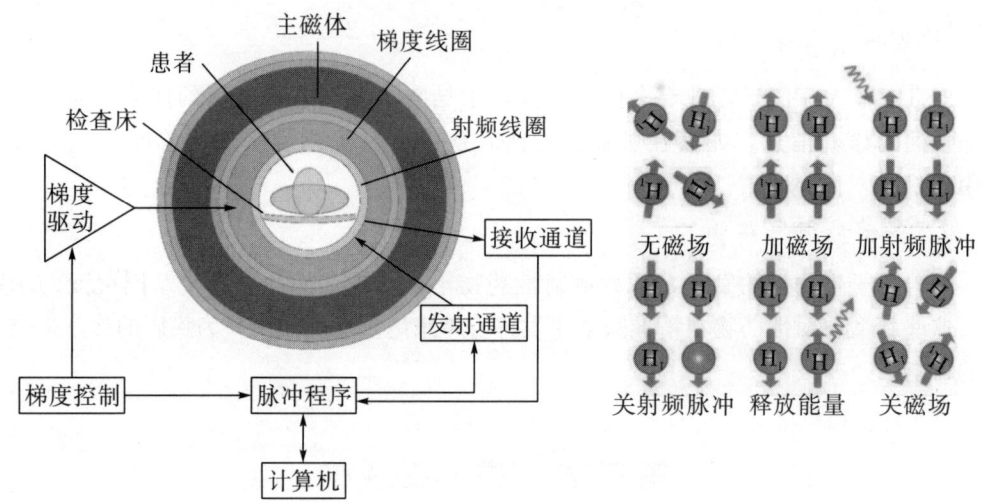

图2-5 磁共振成像仪构造和成像原理（左）与质子在磁共振成像中的排列变化（右）

MRI的成像对比主要由三种弛豫时间决定。T1弛豫时间（纵向弛豫时间）：表示质子从高能状态恢复到低能状态的时间，与组织的脂肪含量、血液灌注和分子环境有关。T2弛豫时间（横向弛豫时间）：表示质子磁化向量失相干的时间，主要与组织中的水含量有关。T2*弛豫时间：T2弛豫时间的扩展，考虑磁场不均匀性对信号衰减的影响。通过调整成像参数（如回波时间和重复时间），研究者可以获得不同对比度的MRI图像，如T1加权、T2加权和弥散加权成像等。

除了普通的MRI成像，专业人员还可通过静脉注射MRI造影剂后再进行MRI增强扫描，获取分辨率更高的组织图像。MRI造影剂是一类能够改变组织或病变区域的磁化率，从而增强图像对比度的物质。常见的MRI造影剂有钆基造影剂、顺磁性或超顺磁性造影剂等。

二、磁共振成像的优点和局限性

（一）优点

1）高分辨率图像：MRI可以提供高分辨率的软组织图像，非常适合观察脑部、脊柱、关节和其他软组织结构。
2）无辐射：MRI不使用电离辐射，因此更适合需要多次成像的受试者，如慢性病受试者或需要追踪疾病进展的受试者。
3）多方位成像：MRI可以从多个不同的角度和方向获取图像，这有助于更全面地评估病变。
4）优良的软组织对比度：MRI能够区分不同类型的软组织，如肌肉、脂肪、神经等，并提供详细的组织对比度。
5）功能性磁共振成像（Functional Magnetic Resonance Imaging，fMRI）：MRI还可进行功能成像，用于研究大脑活动和功能。

（二）局限性

1）扫描时间长：MRI扫描可能需要较长的时间，有时可能达到30分钟或更长。
2）对金属物质敏感：由于使用强磁场，MRI不适合有金属植入物或设备的受试者（如心脏起搏器、某些人工关节等），或需要进行特别的预处理。
3）噪声问题：MRI扫描过程中产生的噪声很大，可能会让受试者感到不适。如对动物进行检测时，容易产生应激反应。
4）对某些组织对比度较差：尽管MRI在软组织成像方面表现优异，但在某些情况下（如骨质成像），可能不如CT清晰。

三、磁共振成像的应用

MRI的高分辨率和无创性使其在疾病诊断与治疗监测等方面被广泛应用。此外，分子探针的发展进一步扩展了MRI在分子影像和精准医学中的应用。

MRI在神经系统疾病的诊断中具有重要地位。由于大脑结构复杂，传统成像技术难以有效区分不同的脑区和病变区域，而MRI的高软组织分辨率使其在这一领域中得以广泛应用，是检测脑肿瘤的首选影像学工具，也广泛应用于神经系统成像、心血管系统成像、肌肉骨骼系统成像。

第四节 磁粒子成像

一、磁粒子成像的概念与基本原理

磁粒子成像（Magnetic Particle Imaging，MPI）是一种基于功能和断层影像技术检测磁性纳米颗粒空间分布的成像技术。作为功能学成像，MPI 不使用放射性物质，并且提高了成像的分辨率，是近年来最具有临床转化潜力的技术。

与普通的 MRI 不同，MPI 主要基于磁性纳米粒子的特性。磁性纳米粒子在交变磁场的作用下，产生特定的非线性磁化响应信号，通过检测这些磁信号可以确定磁性纳米粒子的分布和浓度，从而实现成像。这种成像方式是直接对磁性粒子进行检测和定位，与组织的其他成分（如氢原子）无关。

二、磁粒子成像的优点和局限性

（一）优点

1）高分辨率：MPI 能够提供纳米级的分辨率，能够清晰地显示样本中的微小结构和细节，用于准确的定量分析。

2）高对比度和低背景噪声：MPI 对磁性纳米颗粒具有极高的灵敏度，能够提供高对比度的图像。相较于其他成像技术，MPI 的背景噪声较低，有助于提高图像质量和清晰度。

3）实时成像能力：MPI 可以实现快速的成像，满足动态监测和实时成像需求，还可实时观察生物体内的动态过程，如血流和细胞运动。

（二）局限性

1）对磁性纳米颗粒的依赖：有效的 MPI 依赖于高质量的磁性纳米颗粒，这些纳米颗粒的制备和功能化可能具有挑战性。不同的磁性颗粒在磁场中的响应可能不同，需要优化颗粒的特性以获得最佳成像效果。

2）技术复杂性：MPI 的技术相对复杂，需要专业人员进行操作和图像分析。生成和处理图像数据需要先进的软件和算法，这可能增加数据处理的难度和时间。

三、磁粒子成像的应用

MPI 可以通过标记磁性纳米颗粒来识别肿瘤组织，提供高分辨率的肿瘤成像，有助于肿瘤的早期发现和定位。此外，研究者可将磁性纳米颗粒与药物结合，利用 MPI 监测药物在体内的分布和释放，优化药物治疗策略。

第五节 超声成像

一、超声成像的概念与基本原理

(一) 超声成像的概念

超声（Ultrasound）是指物体（声源）振动频率在 20000Hz 以上，所产生的超过人耳听觉范围的声波。超声成像是利用超声波的物理特性和人体组织声学参数进行成像的影像技术。

(二) 超声成像的基本原理

超声成像是基于声波的传播和反射特性的一种成像技术，其基本成像原理是回声定位原理。超声探头（换能器）既是发射声波的装置，也是接收回声的装置。超声探头内的压电晶体在电压作用下振动，产生超声波。当超声波穿过动物或人体组织，遇到不同密度的界面（如组织与组织、组织与液体之间的界面）时，由于声阻抗（Acoustic Impedance）的差异，超声波会在界面处发生反射、折射和散射。回声的强度取决于组织界面的声阻抗差异，而回声的到达时间则与声波传播的深度相关。超声成像设备将接收到的回声信号转换为电信号，并通过计算机处理生成图像。图像中的不同灰阶代表了不同组织的声学特性：强回声的区域（如骨骼）显示为白色，弱回声的区域（如液体）显示为黑色。通过扫描不同位置，超声设备能够生成二维或三维的组织结构图像，显示组织或器官的形态和结构。

利用造影剂的超声成像技术称为超声分子成像（Ultrasonic Molecular Imaging），该技术基于超声造影剂与靶向配体的特异性结合，可对生物体内特定分子靶点进行成像，能够在细胞和分子水平上对生理和病理过程进行可视化观察。这一技术可以为疾病的早期诊断、治疗监测以及药物研发等诸多领域提供关键信息。超声分子成像利用经过特殊设计的靶向微泡或纳米粒子等作为超声造影剂进行成像。该技术的关键要素是超声造影剂，其通过增强界面反射的回波信号实现影像增强，且回波的增强可以发生在微小气泡或更复杂结构的表面。临床使用的市售超声造影剂通常为气体微泡，通过静脉注射进入人体血液循环。微泡具有高的回音性（Echogenicity），即反射超声波的能力更强，如常用的脂质微泡造影剂，其回音性远高于体内柔软组织。如图 2-6 所示，这些造影剂有良好的声学特性，在超声场中能产生更强烈的反射信号，从而增强超声图像的对比度。

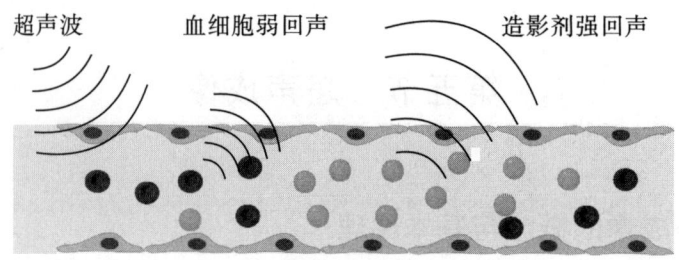

图 2-6　超声分子成像示意图

二、超声成像的优点和局限性

（一）优点

1. 高特异性

靶向对比剂通过与特定分子标志物的结合，能够特异性地识别病变组织，显著提高了成像的特异性，有助于更准确地诊断疾病。

2. 无辐射

超声成像不使用电离辐射，因此对生物体无辐射损伤，适合长期监测，特别适用于孕妇、儿童以及对辐射敏感的受试者。

3. 实时成像

超声检查可以实时显示生物体内部结构及其动态变化。

（二）局限性

1. 信号易受干扰

超声成像的信号容易受到多种因素的干扰，如体内气体（如肠道内气体）、骨骼等。这些组织会对超声波产生反射、散射和吸收，导致图像质量下降或出现伪像。

2. 造影剂的稳定性和靶向性有待提高

目前的超声造影剂虽然能够在一定程度上实现靶向成像，但在体内复杂的生理环境中，其稳定性仍不够理想。

三、基于分子影像技术的超声成像应用

基于分子影像技术的超声成像在多个领域应用广泛。在肿瘤领域，助力早期诊断、分期与治疗监测；在心血管疾病领域，可检测动脉粥样硬化与心肌状况；在神经系统疾病领域，能用于脑血管疾病的诊断及神经退行性疾病的研究，为精准医疗提供关键信息与有力支持。

第六节 CT 成像

一、CT 成像的概念与基本原理

(一) CT 成像的概念

计算机体层扫描（Computed Tomography，CT）是一种利用 X 射线进行断层成像的技术。与传统 X 射线成像相比，CT 成像显示的是受试者某个断层的组织密度分布图，其图像清晰、密度分辨率高、无断层以外组织结构干扰。

(二) CT 成像的基本原理

CT 成像基于 X 射线的衰减原理。X 射线穿透动物或人体组织后，强度会因组织的密度和厚度而衰减。衰减系数（μ）表示物质对 X 射线的衰减能力。公式如下：

$$I = I_0 \times e^{-\mu d} \tag{式 2-1}$$

式中，I 是衰减后的 X 射线强度，I_0 是初始 X 射线强度，d 是组织的厚度，μ 是衰减系数。

CT 成像的设备包括普通 CT 扫描仪、螺旋 CT（或螺旋扫描 CT）、多层 CT（或多排 CT）、高分辨率 CT 和心脏 CT 扫描仪。这些仪器根据不同的临床需求提供不同的成像能力，但其核心组件相似，都由 X 射线源、探测器、旋转框架、扫描床和计算机系统组成。旋转框架用于支撑 X 射线源和探测器。X 射线源围绕受试者旋转，同时向受试者体内发射 X 射线束，从不同角度对身体进行扫描。在 CT 扫描仪的另一侧，探测器接收穿透身体后的 X 射线。探测器的数量和类型会影响图像的分辨率和质量。X 射线在穿透身体时会被不同的组织和结构衰减，不同组织（如骨骼、肌肉、脂肪等）对 X 射线的衰减程度不同，这种衰减被探测器记录下来。X 射线源和探测器在扫描过程中以一定角度绕受试者旋转，从多个方向获取图像数据（图 2-7）。每个角度的 X 射线数据会被记录为一个"投影"。计算机使用数学算法（如滤波反投影或迭代重建算法）对从不同角度获得的 X 射线投影数据进行处理，将这些投影数据转换成横截面图像。每个横截面图像是对身体特定层次的断层切片的可视化，显示出组织和结构的不同密度和形状。通过将这些横截面图像组合起来，可以生成体内结构的三维图像。

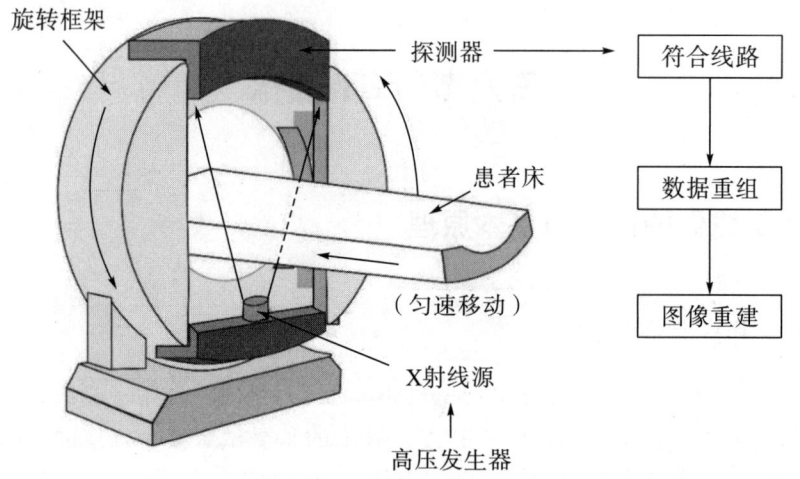

图 2-7 CT 扫描仪成像示意图

二、CT 成像的分类

（一）普通 CT

普通 CT 主要用于显示解剖结构。它通过组织对 X 射线的自然吸收差异来成像，如骨骼、软组织、空气等不同密度的组织在图像上呈现出不同的灰度。普通 CT 能够快速提供基本的解剖信息。

（二）增强 CT

增强 CT 是在普通 CT 的基础上，通过静脉注射造影剂后进行扫描。造影剂可以增加病变组织与正常组织之间的对比度，使病变更容易被发现和鉴别。

（三）CT 造影

CT 造影是利用造影剂对某一器官或结构造影后再进行扫描的成像方法，能够更好地显示结构和区分病变区域。CT 造影分为 CT 血管造影（CT Angiography，CTA）和 CT 非血管造影两种。CT 血管造影采用静脉团注的方式注入含碘对比剂，当对比剂流经靶区血管时，利用多层螺旋 CT 先进行快速连续扫描，再进行多平面及三维 CT 重组获得血管成像，其最大优势是快速、无创，可多平面、多方位、多角度地显示动脉系统、静脉系统，用于观察血管管腔、管壁及病变与血管的关系。

三、CT成像的优点和局限性

（一）普通CT

1. 优点

1）高分辨率图像：基本解剖结构显示清晰，能很好地显示各部位的基本解剖结构。

2）风险因素相对单一：主要风险为X射线辐射，单次扫描辐射剂量通常处于人体可接受范围。相较于增强CT，不存在造影剂过敏和造影剂对肾脏等器官的潜在损害风险。

3）快速成像：CT扫描通常比其他成像技术（如MRI）速度更快。

4）多层面成像：CT能生成多层面图像，通过不同的切面图像可以获得三维视图，有助于全面了解体内结构。

2. 局限性

1）辐射剂量：CT扫描涉及X射线辐射，长期或频繁检查将增加暴露辐射剂量。

2）对比度有限：在某些软组织成像方面可能不如MRI图像清晰。

3）成像伪影：CT图像可能会出现伪影（如金属伪影），影响图像质量和诊断准确性。

（二）增强CT和CT造影

1. 优点

1）病变显示与鉴别优势显著：借助造影剂的增强作用显著提高病变组织与正常组织之间的对比度。对于等密度病变或微小病变，增强CT能够使其更易于被发现。

2）提供丰富的功能信息：除展示解剖结构外，还能够提供组织和病变的血供、灌注等功能信息。

3）精准导向：增强CT所提供的图像能够清晰且详尽地展现病变部位与周围组织、血管之间复杂的空间关系。

2. 局限性

1）造影剂的副作用：造影剂过敏，过敏反应程度不一。

2）辐射风险增加：和普通CT一样存在X射线辐射风险。

3）操作过程复杂：扫描前需要静脉注射造影剂，增加了检查的复杂程度。造影剂的注射速度、剂量以及扫描时机的把握均需严格控制。

四、CT成像的应用

CT能够提供人体或动物体内结构的高分辨率横断面图像，可用于检测病变组织的位置、大小和形态。在药效评估方面，可用于观察药物对病变组织的作用效果。在药物安全性评价中,其可以用于观察这些器官的形态和密度变化,为药物的毒性研究提供参考。

第七节 光声成像

一、光声成像的概念与基本原理

(一)光声成像的概念

光声成像(Photoacoustic Imaging,PAI)是一种新兴的成像技术,它结合了光学成像的高对比度与超声成像的深度穿透力,能够提供深层组织的高分辨率图像。

(二)光声成像的基本原理

光声成像基于科学家贝尔于1880年发现的光声效应。光声效应是指物质受到周期性强度的光照射而产生光声信号的现象。当光源不同或者光与物质作用方式不同时,光声效应的过程存在着多种可能的物理机制。当前新兴的生物医学光声成像技术所利用的物理基础是其中的热弹性机制,即受短脉冲光(脉宽<1μs)辐照的光吸收介质在吸收光能量后快速升温膨胀从而产生超声。光声成像系统的关键组件为激光光源、光学系统(透镜和光纤)和超声探头。激光光源通过发射高强度的脉冲激光或连续光束,激发组织中的光学对比剂或天然组织成分,光学系统将激光光束精确聚焦于样本上并收集散射的光信号,超声探头则接收由激光激发引起的组织光热效应所产生的超声波信号。如图2-8所示,光声成像的具体过程可以分为以下几个步骤。

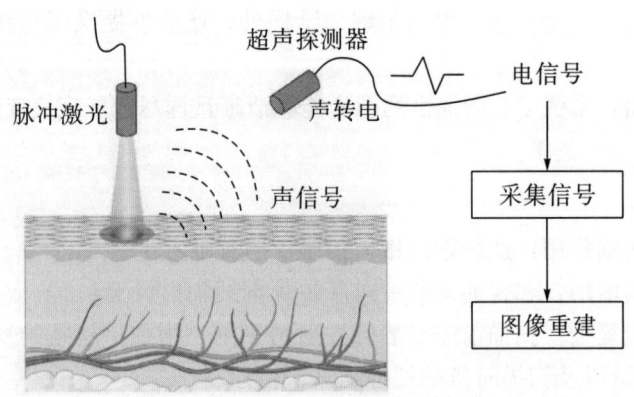

图2-8 光声成像原理示意图

1. 激光激发

光声成像的第一步是用短脉冲激光照射目标组织。通常使用纳秒级的脉冲激光来确保光吸收和热生成的瞬时性。选择的激光波长应与目标组织或分子的光吸收特性匹配。

例如，血红蛋白在650～900nm具有较高的光吸收能力，因此这一波段的激光常用于血液和血管成像。

2. 光声信号的产生

当激光能量被组织中的特定分子吸收后，光能会迅速转化为热能，导致局部温度升高。由于脉冲激光的持续时间非常短，热扩散过程尚未发生，温度的迅速上升导致了组织的瞬时热膨胀。这种膨胀导致瞬时的局部压力增高，从而产生超声波。这种由光吸收引起的超声波称为光声信号。

3. 超声波的传播与探测

光声效应产生的超声波以声波的形式在组织中传播，类似于水面上产生的波纹。这些声波的频率通常处于超声波范围内，并且它们的传播速度和衰减特性取决于组织的声学特性。超声波传播过程中，其强度和速度会受到组织密度和声速的影响。最终，放置在组织表面的超声探头（或阵列探头）检测到这些光声超声波，并将其转换为电信号。

4. 图像重建

光声成像系统根据检测到的光声信号的时间延迟和强度，计算并重建出不同深度的组织结构图像。信号到达时间反映了声波传播的距离，从而提供深度信息；而信号强度则与组织的光学吸收系数相关，反映了组织内的吸收特性。通过计算机处理，光声成像能够生成高分辨率的二维或三维图像，显示组织的解剖结构和光学吸收特性。

二、光声成像的优点和局限性

（一）优点

光声成像具有深度穿透性、高分辨率与高对比度、多波长成像、安全性与非侵入性等优点，在医学和生物学研究中具有广阔的应用前景。

1. 深度穿透性

光声成像利用超声波进行信号检测，而超声波在生物组织中的衰减较光波小得多，这使得光声成像能够实现比传统光学成像（如荧光成像）更深的组织穿透，通常可以达到数厘米的成像深度。因此，光声成像适用于较深层组织或大型器官的成像，如肝脏、乳腺和心脏。

2. 高分辨率与高对比度

光声成像通过光学吸收对比度提供了丰富的生物信息，特别是在识别具有不同光吸收特性的组织（如血红蛋白、黑色素等）方面表现出色。与传统的超声成像相比，光声成像在软组织成像中能够提供更高的对比度。与光学成像相比，光声成像能够在深层组织中保持较高的分辨率。

3. 多波长成像

通过使用不同波长的激光成像，光声成像可以区分组织中不同的光学吸收特性。例如，可以通过选择不同波长的激光来检测血氧水平、脂肪分布或药物浓度，从而实现多光谱成像。多波长成像能够在同一成像过程中获得多种生物学信息，极大地提高了光声成像的诊断价值。

4. 安全性与非侵入性

光声成像不涉及电离辐射，并且使用的激光能量通常在安全范围内，不会对组织造成损伤，适用于活体成像，在小动物模型和人体应用中具有重要价值。

(二) 局限性

1. 激光穿透深度有限

尽管光声成像的成像深度相对较深，但激光在生物组织中的穿透深度仍然有限。对于一些组织密度较高、色素含量较多的部位（如骨骼、牙齿等），激光的穿透力会受到较大的限制，影响光声成像的效果。此外，激光的穿透深度还会受到激光波长、功率等因素的影响，需要根据具体的成像需求选择合适的激光参数。

2. 成像速度较慢

光声成像通常需要逐点扫描或者采用复杂的面阵探测器来获取图像，成像过程相对较慢。尤其是大面积成像或者动态成像（如观察心脏跳动过程中的组织变化），成像速度可能无法满足实时监测的需求。

三、光声成像的应用

光声成像可用于监测药物在体内的输运和代谢情况，监测肿瘤治疗中药物的疗效、肿瘤内部的血流情况，以及大脑功能成像等。

第八节 多模态成像

一、多模态成像的概念与基本原理

多模态成像用于提供更全面、准确的诊断和研究信息。通过结合 X 射线、CT、MRI、PET、光学成像和超声波等多种成像模式，多模态成像能够在单一平台上同时获取解剖、功能和分子层面的信息，从而为复杂疾病的诊断、治疗规划和疗效监测提供重要支持。这种成像的优势在于其能够克服单一成像模式的局限性。例如，CT 提供高分辨率的解剖信息，而 PET 则展示组织的代谢活性。将这两者结合，可以更精准地定位和评估肿瘤。此外，多模态成像还允许对同一目标进行多角度、多时间点的成像，从而获得更为动态和立体的视角。

二、多模态成像的优点和局限性

（一）优点

1. 信息互补

不同的成像模态可以揭示不同的信息，如结构和功能信息，通过数据融合，可以校正失真，提高时间和分辨率。

2. 无放射性同位素

在某些应用中（如多模态神经成像），可以避免使用放射性同位素，减少潜在的健康风险。

3. 高速度和高精度

多模态成像通常需要配备高精度和高速度的光学组件和软件系统，能够快速获取和处理数据。

（二）局限性

1. 设备可用性

多模态成像设备的开发和部署需要高端的成像设备和技术支持，这可能限制了其在一些地区的普及。

2. 复杂性

多模态成像通常需要复杂的计算分析模型，包括数据归一化、数据融合、数据集成等，这些操作增加了研究和分析的难度。

三、多模态成像的应用

在生物学和医学研究中，多模态成像被广泛应用于相互作用、免疫分析、核酸检测、神经活动研究等领域。多模态成像在神经影像学中尤为重要，它能对大脑进行更全面的评估，特别是癫痫灶的定位和术前规划。在医疗领域，多模态成像结合医学图像、受试者健康记录、基因数据等多种信息，提供更全面的诊断和治疗方案。

第九节 拉曼成像

一、拉曼成像的概念与基本原理

(一) 拉曼成像的概念

1928年,印度科学家拉曼 (Raman) 观察到当光穿过透明介质时,部分被散射的光频率发生改变,这一现象被称为拉曼散射。拉曼成像 (Raman Imaging) 是一种基于拉曼散射效应的成像技术,它通过分析材料内部的结构和分子振动模式,提供有关材料性质和结构的信息。

(二) 拉曼成像的基本原理

拉曼成像基于拉曼散射效应。当光与介质相互作用时,大部分光被弹性散射,即散射光与入射光具有相同的能量、频率和波长。一小部分光是非弹性散射的,散射光具有较低的光学频率或能量,以及比入射光更长的波长。这种非弹性散射的现象称为拉曼效应,而不同分子组成的物质可产生不同的非弹性散射光。如图2-9所示,当激光照射到样品上时,大部分光子发生弹性散射(瑞利散射),其频率与入射光相同,而小部分光子与样品分子发生相互作用后,频率发生改变,这种频率变化的散射光即为拉曼散射光。拉曼散射光的频率变化对应于分子内部的振动模式或旋转模式。使用光谱仪或探测器收集散射光,通过对不同位置的光谱信号进行分析,获取样品在这些位置的拉曼光谱信息。将收集到的拉曼光谱数据处理成图像,每个图像像素代表了特定位置的拉曼光谱信号,从而展示样品的分子分布和化学成分。

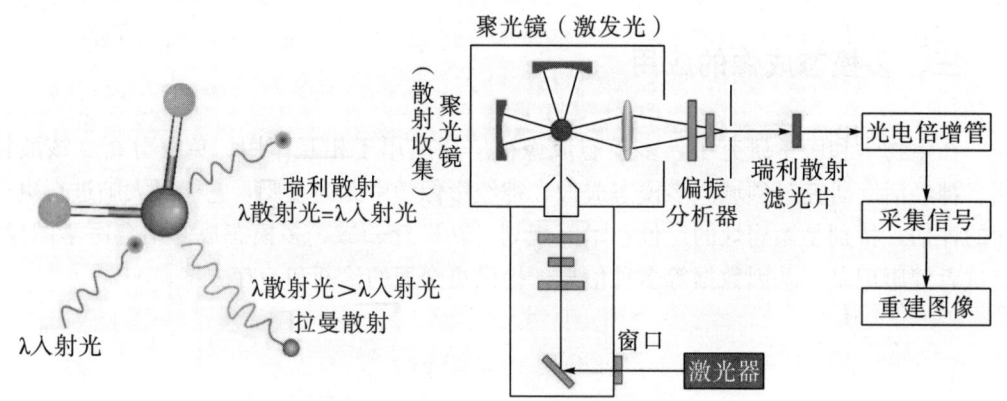

图2-9 拉曼散射示意图(左)和拉曼光谱仪工作原理(右)

1. 拉曼光谱仪

拉曼光谱仪可用于检测和分析拉曼散射光谱,通过激光激发待测样本,分析散射光的频率变化来获取分子信息。仪器组件中的激光光源可提供稳定的单色光,通常为可见光或近红外光;光学系统将激光光源发射的单色光聚焦到样本上,并收集散射光;瑞利散射滤光片可过滤瑞利散射光,仅允许拉曼散射光通过;光电倍增管可将散射光转换为光谱信号,通过这些光谱可识别样本的分子振动模式,并将其转化为电子数据,从而获取样本的化学成分和分子结构信息。

2. 拉曼显微镜

拉曼显微镜结合显微镜和拉曼光谱仪的功能,用于获取高分辨率的拉曼成像。拉曼显微镜的组件包括激光光源、物镜、光路系统、光谱仪、探测器、显微镜系统与数据处理软件。其中物镜可将激光束聚焦到样本上,并收集从样本散射的光。物镜通常具有高数值孔径,以提高光的收集效率和图像分辨率。显微镜系统提供了高分辨率的成像能力,通过显微镜的光学系统显示样本的结构细节,并与拉曼光谱数据结合进行分析。数据处理软件用于分析和处理拉曼光谱数据,最终生成图像,进行数据可视化和化学成分分析。结合不同位置的光谱数据,生成样本的拉曼成像图,从而提供分子组成和分布的详细信息。

二、拉曼成像的优点和局限性

(一) 优点

1. 高分辨率

通过显微镜系统,拉曼成像能够提供亚微米级别的分辨率,帮助研究者观察样本的微观结构。拉曼成像可以区分样本中不同的化学成分,即使这些成分在空间上非常接近。

2. 非破坏性

拉曼成像不需要对样本进行切片或其他物理处理,能够直接在原位进行观察。

3. 无标记

不需要使用荧光染料或其他化学标记物,可以直接获取样本的内在化学信息,避免了标记可能引入的干扰。

(二) 局限性

1. 信号强度较弱

拉曼信号强度通常比荧光信号弱,需要长时间的积分才能获得足够的信号强度。较弱的信号容易受到背景噪声的干扰,需进行复杂的数据处理来提取有效信号。

2. 荧光干扰

某些样本可能会产生强烈的荧光掩盖拉曼信号,影响数据的准确性和清晰度。数据处理复杂,需要使用特定的算法和技术来去除或减小荧光干扰,从而提高拉曼信号的质量。

三、拉曼成像的应用

拉曼成像的优势在于其非破坏性、无需样品染色和高分辨率，能够基于复杂的生物和材料系统提供丰富的化学信息，在生物医学和药物质量控制中有广泛应用。

（秦蒙　吴昊星）

第三章　成像靶点与生物靶点

第一节　成像靶点

一、成像靶点的选择

成像靶点的选择是分子成像的起点与基础。在生物体系中，分子识别网络精准控制高度复杂的生命过程。发现新的生物靶点及其分子识别体系，是精准医疗的迫切需求。在药物研发中，药物作用靶点和药物的识别与确证对阐明药物的体内过程、药物作用机制等十分重要。

分子探针是实现分子成像的先决条件和核心技术。分子探针、信号放大、高灵敏度探测是分子成像的三大要素。信号放大和高灵敏度检测都以分子探针为基础。以最少量的探针实现最大的信号输出，即实现对兴趣分子的高对比度成像，是其根本的研究目标之一。分子探针的设计与合成直接影响最终的成像效果。分子探针的设计与开发是分子成像发展的前提之一。

成像靶点是分子探针的识别位点，也是分子探针设计的基础。根据研究目的，成像靶点可以是特定条件下特异性表达或高度表达的生物靶点，如亚细胞成分、细胞甚至组织或器官。当研究外源性生物活性物质的体内过程时，成像靶点也可以是外源性生物活性物质，如药物。

以生物靶点为成像靶点时，应综合考虑以下情况：第一，靶点的有效性，即靶点具有代表生物学或病理学特征的能力。第二，靶点的合适性，即靶点在体内的丰度、表达水平、分布范围等，以确定其是否适合成像过程。

有效的生物靶点：①对影响病理过程的物质代谢或信号通路具有控制作用；②在诱发疾病的病理过程中位于与疾病密切相关的信号通路的下游关键环节或最终环节；③不参与与疾病无关的组织或细胞生命活动所需要的代谢过程或信号传递过程；④避免多个代谢或信号通路的交叉点。

二、成像靶点的分类

（一）生物靶点

1. 定义

生物靶点是药物在体内作用的结合位点。能够与药物分子结合并产生药理效应的生物大分子统称为药物作用的生物靶点。这些靶点包括基因位点、受体、酶、离子通道、多糖、核酸等，存在于机体靶器官细胞膜上或细胞浆内。生物靶点不仅是疾病的机制研究、诊断和病程监测的重要基础，也是新药研发时药物作用与疾病干预的潜在靶点。生物靶点可与配体分子结合并产生相互作用。配体是指能够与生物靶点结合的分子，包括体内的生物活性物质（如激素、神经递质、细胞因子、信息分子）和外源性生物活性物质（如药物）。

2. 分类

1）蛋白靶点是生物体内最重要的靶点之一，也是目前成药性最强的生物靶点类型。蛋白靶点可分为受体、酶、离子通道、离子泵、结构蛋白、病理蛋白等亚类。

（1）受体：一类介导细胞信号转导的功能蛋白质，能识别周围环境中某种微量化学物质，首先与之结合，并通过中介的信息放大系统，触发后续的生理反应或药理反应。体内能与受体特异性结合的物质称为配体，也称第一信使。在细胞生物学中，受体是指任何能够与激素、神经递质、药物或细胞内的信号分子结合并引起细胞功能变化的生物大分子。在药理学中，受体是指存在于细胞膜、胞浆或细胞核内的糖蛋白或脂蛋白构成的生物大分子。不同的受体有特异的结构和构型。

例如，G蛋白偶联受体（G Protein-coupled Receptors，GPCRs）是一类由GTP结合蛋白（简称G蛋白，G-protein）组成的受体超家族，可将配体带来的信号传送至效应器蛋白，产生生物效应。GPCRs能结合细胞周围环境中的化学物质并激活细胞内的一系列信号通路，最终引起细胞状态的改变。可与GPCRs结合的配体包括信息素、激素、神经递质、趋化因子等。GPCRs的共同点是立体结构中都有七个跨膜α螺旋，且其肽链的C端和连接（从肽链N端数起）第5和第6个跨膜螺旋的胞内环（第3个胞内环）上都有G蛋白的结合位点。

（2）酶：由生物活细胞产生，并具有催化功能的一类生物大分子。按照分子组成，酶可分为单纯酶和结合酶。单纯酶仅含有蛋白质，如大多数水解酶；结合酶由酶蛋白和辅助因子组成，如黄素单核苷酸酶。酶对底物具有高特异性，并具有可调节性和不稳定性。酶分子变性或亚基解聚均可导致酶活性丧失。由于酶的作用，生物体内的化学反应在温和的条件下高效特异地进行。按所催化的反应性质，酶可分为氧化还原酶、转移酶、水解酶、异构酶、合成酶、易位酶等。

（3）离子通道与离子泵：生物体内无机离子的生物膜跨膜运输包括离子通道和离子泵两种方式。通道蛋白是膜整合蛋白之一，其内部有一条贯通膜内外的水相通道，使离子能顺利通过，这种蛋白质孔道称为离子通道（Ion Channel）。离子通道是被动运输的通路。例如，药物可以通过调节离子通道的活性干预细胞内的离子平衡。

离子泵（Ion Pump）是一类膜运输蛋白，能够利用能量（通常是腺苷三磷酸，ATP）主动运输特定的离子，逆浓度梯度或电化学梯度跨过细胞膜。例如 Na^+-K^+ 泵存在于动植物细胞质膜上，含大小两个亚基。小亚基为糖蛋白，大亚基催化三磷酸腺苷水解，结合 Na^+ 后触发水解 ATP。每水解一个 ATP 释放的能量输送三个 Na^+ 到胞外，同时摄取两个 K^+ 入胞，造成跨膜梯度和电位差。Na^+-K^+ 泵对神经冲动传导尤其重要，所造成的膜电位差约占整个神经膜电压的 80%。

（4）结构蛋白：结构蛋白是参与细胞构成的一类蛋白质，生物体细胞结构上含大量由结构蛋白组成的亚基，形成了细胞的框架结构。例如，微管蛋白是细胞骨架的一部分，对细胞形状和分裂至关重要。肌动蛋白在肌肉收缩和细胞运动中起作用。

（5）病理蛋白：病理蛋白是指机体在病理生理条件下产生并异常蓄积的蛋白。例如，淀粉样蛋白沉积在细胞外基质，造成沉积部位组织和器官的损伤，如心脏淀粉样变性、脑神经退行性疾病、淀粉样关节病等。

2）核酸：由核苷酸单体聚合成的一类生物大分子，具有复杂的功能和结构，是遗传信息的携带者和传播者。核苷酸单体由五碳糖、磷酸基和含氮碱基组成。核酸包括脱氧核糖核酸（DNA）和核糖核酸（RNA）两大类。DNA 是储存和传递遗传信息的主要物质基础，RNA 在蛋白质合成和调控中起重要作用。

3）基因：DNA 分子上携带遗传信息的碱基序列片段。药物可以通过与核酸分子的相互作用影响基因的表达与调控。例如，抗肿瘤药物通过结合 DNA 分子，干扰肿瘤细胞的 DNA 复制与修复过程而达到治疗的效果。

4）糖类：糖类是生物体内的重要能量来源，也是细胞信号传导的关键分子。糖类代谢紊乱与糖尿病和肿瘤的发生发展有关。例如，糖基化是肿瘤的重要特征之一，糖、糖基化分子、糖化分子结合蛋白参与肿瘤发生、转移的各环节，是抗肿瘤药物开发的关键靶点群。

5）脂质：脂质是来源于脂肪酸的复杂疏水分子。脂质是构成生物膜的结构基础，也是调节新陈代谢和维持能量平衡的重要分子。脂质代谢与糖尿病、肥胖症、动脉粥样硬化等代谢性疾病相关，异常的脂质合成或摄取、蛋白质的脂质化还与肿瘤的发生发展相关。

6）细胞器：细胞器是细胞内具有特定功能的亚细胞结构，包括细胞核、线粒体、内质网、溶酶体、高尔基体等。生物活性物质通过与特定细胞器靶点相互作用，影响细胞的功能和代谢过程。例如，线粒体是能量合成的中心，常作为药物作用靶点干预细胞的能量代谢。细胞器靶向药物递送已成为药物递送与治疗领域的创新策略，将治疗药物精准递送到细胞内特定细胞器。

7）信号通路：信号通路指分子信号在细胞内的传递和调控，由受体和配体、蛋白激酶、转录因子等组成，参与调控细胞的生长、分化和凋亡等过程。药物可以通过调节细胞信号通路中的关键蛋白干预细胞功能。

8）内源性小分子：内源性小分子靶点包括带电荷的离子、内分泌因子（如激素）、神经递质等。

3. 生物靶点的特征

1）特异性：生物靶点与配体的结合是具有特异性的分子识别过程，保证了信号传导的正确性。配体和生物靶点分子空间结构的互补性是特异性结合的主要因素，结合主要依靠氢键、离子键与范德华力的作用。特异性不仅包括一种受体仅能与一种配体结合的情况，也包括同一配体与不同类型的受体结合会产生不同的细胞反应。例如，肾上腺素作用于皮肤黏膜血管上的α受体使血管平滑肌收缩，作用于支气管平滑肌等则使其舒张。

2）可逆性：可逆反应是生物体内最常见的化学反应。例如，配体和受体的反应、抗体和抗原的反应、酶和底物的反应都是可逆反应。当一个可逆反应中正反应和逆反应的速度相等时，反应体系中的生物靶点浓度、配体浓度和生物靶点－配体复合物浓度不再增加也不再减少，可逆反应完成，反应体系中各成分浓度处于动态平衡。

3）饱和性：生物靶点分子表位和配体－生物靶点结合物之间相对状态的特征函数。如果一个生物靶点提供多个结合位点，结合的强弱称为结合力。亲和力是评价可逆反应中两种分子间相互作用强弱的特征参数。配体和生物靶点的结合越强，亲和力越大。增加配体至一定浓度，生物靶点的结合位点饱和。

（二）外源性生物活性物质

面对精准医学的临床需求，传统的体内研究思路和分析方法对获取实时、原位的药物体内信息具有一定的局限性。借助分子探针与药物标记技术，分子成像通过直观的图像信息观察和追踪外源性生物活性物质（药物）在体内的时空分布，适用于药物的体内示踪与组织分布、药物代谢动力学、药物－靶点作用、药物相互作用等研究，为药物发现与筛选、药物治疗方案优化、潜在的非靶点部位蓄积风险规避等提供体内分析依据。

第二节 生物靶点

一、分子识别的定义

生物大分子之间、生物大分子与小分子物质之间存在多种相互作用。相互作用可分为非专一性和专一性两种类型。前者是指分子之间普遍存在的一般相互作用，后者即分子识别。分子识别是发生在分子之间的选择性结合过程，是生物分子之间、生物分子与化学物质之间的专一性相互作用。

分子识别的概念最初由Fisher E在研究生物化学问题时提出，并用于描述酶与底物的专一性结合。此后，以分子识别为基础，构筑具有特定生物学功能的超分子体系，给化学生物学研究带来了新的突破，并为生命过程的研究提供了支持。

分子识别指两个或两个以上的分子通过分子间作用力的协同作用相互结合的过程。

分子识别过程可能引起体系的结构和行为的变化，从而导致与识别相关信息的存储、传递及表达。分子识别是病理生理现象的分子基础，如酶与底物、抗原与抗体、激素与受体之间的专一结合都是分子识别过程，这种专一性类似"锁和钥匙"的关系。

二、分子识别的原理

分子识别的原理是分子之间通过非共价相互作用的键合行为。具有一定空腔大小且具有约束（Convergent）作用位点的分子称为主体（Host，H），也称受体。具有发散（Divergent）作用位点的分子称为客体（Guest，G），又称底物。在特定的外部刺激环境中，主体与客体分子间通过非共价相互作用、专一性结合，生成主客体复合物（H-G）并产生特异性主客体作用的可逆过程。分子识别中所涉及的非共价相互作用力包含范德华力、氢键、静电相互作用、金属配位、疏水作用、π-π相互作用等。由于这些分子间作用力属于弱相互作用，因此分子识别可以是弱相互作用力单一发挥作用，也可以是两个或两个以上相互作用力发挥协同作用。

（一）预组织性和互补性

预组织性（Pre-organization）和互补性（Complementarity）是决定分子识别的两个关键因素，前者决定识别过程的键合能力，后者决定识别过程的选择性。主体与客体分子在识别之前，主体中容纳客体分子的环境组织越好，则主体与客体的识别效果越好。互补性要求主体必须拥有与客体互补的结合点，主体与客体的互补性包括空间结构及空间电学特性的互补。例如，环糊精识别体系具有典型的空间结构互补性。

（二）非共价相互作用

非共价相互作用是指非共价分子间的弱相互作用力。在分子识别体系中，维系超分子体系所具有的独特有序结构，以其组分分子间非共价弱相互作用为基础，分子间作用力常是多种弱相互作用力的协同作用（表3-1）。

表3-1　弱相互作用力的键能

弱相互作用力	键能（kJ/mol）
离子-离子相互作用	100~350
离子-偶极相互作用	50~200
偶极-偶极相互作用	5~50
氢键	4~120
阳离子-π相互作用	5~80
π-π相互作用	0~50
范德华力	小于5，可变

(三)螯合和大环作用

分子识别过程中整个体系的协同作用之和大于部分的加和作用,即产生了基于螯合作用的额外稳定作用。例如,在配位化学中二齿配体(Bidentate Ligand)的金属络合物明显比与之相近的单齿配体更稳定。主客体超分子络合物体系中主体分子通常形成多个螯合客体的大环配体,获得额外的大环效应,使体系的稳定性增强。螯合和大环作用与主体和客体结合点的空间排布有关,为了更好地螯合,主体必须稳定地缠绕在客体周围,使客体不消耗结合能。

(四)热力学和动力学选择性

无论是在自然界还是在人工体系中,分子识别主体设计的目的均为拥有选择性,主体可以识别不同的客体分子。从热力学的角度,利用结合常数 K 可以估计主体与客体的亲和力。动力学选择性(Kinetic Selectivity)涉及竞争性反应路径中主客体相互作用形成主客体复合物的构象变化或化学转换的速率,是指客体转换的快慢,而不是络合的牢固程度。

$$K = \frac{[主体 \cdot 客体]}{[主体] \times [客体]} \qquad (式3-1)$$

三、分子识别的调控

(一)主体与客体

首先,分子识别的选择性和专一性,与主体-客体分子的形状、大小、作用位点分布等密切相关。其次,设计合成具有选择性的受体化合物。在分子识别机理研究中,还需应用分子性质的研究和表征手段,如吸收光谱、发射光谱、X射线衍射、核磁共振谱、质谱等,进一步认识客体与主体的空间结构及作用位点、配位/离解常数、超分子作用的热力学和动力学问题。

(二)相互作用

分子识别是两个分子实体之间相互作用的核心,高度依赖表面互补性、疏水性和静电力。表面互补性对配体与靶向生物大分子的选择性结合和亲和力起重要作用。底物和靶结合位点的立体空间、静电作用和亲脂性决定了配体-大分子复合物的稳定性。

分子识别较少涉及共价键作用,非共价力主要负责分子识别和复合体的形成。由于非共价力的弱性质,形成稳定的络合物通常需要多次相互作用。大多数非共价力的作用范围很窄,使得相互作用的基团必须靠近,进一步说明了互补性的重要性。

由配体结合构象产生的能量贡献也是分子识别中考虑的一个重要因素。热力学性质包括吉布斯自由能(G)、焓(H)和熵(S),可影响配体-大分子复合物的形成过程。

吉布斯自由能代表配体-大分子复合物结合所需的能量，吉布斯自由能低时，形成的复合物稳定性好。焓的大小体现了键的牢固程度，键焓越大，含有该键的分子越稳定。熵考虑了溶剂从结合表面的位移和构象自由能的损失。一般来说，分子间相互作用的增加产生更高的结合力，有序度增加，熵减少，熵变为负值。

四、常见分子识别的类型

（一）细胞分子识别

1. 分类

细胞识别与构成细胞外被的寡糖链密切相关。每种细胞寡糖链的单糖残基具有一定的排列顺序，编成了细胞表面的密码，为细胞识别形成分子基础。同时细胞表面尚有寡糖的专一受体，对具有一定序列的寡糖链具有识别作用，因此细胞识别实质上是分子识别。

细胞识别可分为细胞与细胞间的识别、细胞对分子的识别两大类。细胞与细胞间的识别包括同种同类细胞间的识别、同种异类细胞间的识别、异种异类细胞间的识别、异种（体）同类细胞间的识别。

2. 作用方式

细胞识别是细胞表面特异分子间或受体与大分子间互补形式的相互作用，包括相同受体间的相互作用、受体与细胞表面大分子间的相互作用、相同受体与游离大分子间的相互作用。

1) 相同受体间的相互作用：两种不同细胞具有相同的受体，其中一个细胞受体转动180°与另一个细胞受体结合。在两个细胞间形成一个相互对称的双受体分子复合物。相同受体间相互识别要求相互作用的细胞表面表达一种相同的基因产物。

2) 受体与细胞表面大分子间的相互作用：一个细胞表面的受体蛋白与另一个细胞表面的大分子发生作用。受体与大分子间的作用方式如同"锁与钥匙"的关系，这种类型的细胞识别至少要求表达两种不同的基因产物。两种基因产物（通常是蛋白质）可同时在相互作用的所有细胞内表达，也可每种细胞只表达其中一种。

3) 相同受体与游离大分子间的相互作用：所有细胞表面具有相同的受体分子，它们共同识别一个异种大分子（如凝集素分子），这个大分子如同两个细胞受体间的连接装置。这种识别至少要求表达两种基因产物，一种为受体，另一种为异种大分子。

（二）蛋白质分子识别

1. 分类

生物体内一种蛋白质分子的表面可以与另一种蛋白质分子结合，一般是通过两个多肽表面几何构型和静电力相互连接。例如，蛋白酶（Proteinase）和蛋白质聚集在一起形成一个复杂的结构，细胞膜和病毒外壳尤其是相同部件自我聚集形成一个多亚基的复合物。

蛋白质分子识别是指蛋白质作为主体（受体）对客体（底物、配体或其他蛋白质等）进行选择性结合。蛋白质分子识别主要依赖蛋白质的结构特性，包括其一级结构（氨基酸序列）、二级结构（如α-螺旋、β-折叠等）、三级结构（整体空间构象）以及可能存在的四级结构（多个亚基的结合）。

2. 作用方式

1）静电吸引：由电荷引力引起的相互作用，在蛋白质分子识别中，通常是由酸性残基（如天冬氨酸、谷氨酸）和碱性残基（如精氨酸、赖氨酸）之间的吸引作用驱动。

2）氢键：氢键中氢原子与比它负电性更大的原子（如氮、氧、硫等）之间会产生强烈的吸引力。氢键在蛋白质分子识别中占据重要地位，如蛋白质与RNA或DNA分子之间的配对，以及含氮核苷酸与蛋白质结合等。

3）疏水作用：由于分子间互相排斥而产生的相互作用力。疏水作用可以促进蛋白质分子之间的结合，同时也可以保持蛋白质的稳定性。

4）π-π相互作用：由芳香环之间的相互作用所引起。这种相互作用在分子识别中也发挥了重要作用，如很多激素与特异性蛋白质之间的结合。

5）范德华力：分子间基本的相互作用力之一，是由分子内的离子、偶极子、氢键或疏水作用所引起的。这种相互作用力在蛋白质分子识别中也发挥了重要作用。

（三）核酸分子识别

核酸是长线性生物活性大分子，核酸的基本结构单位是核苷酸。核苷酸是酸性大分子，在活细胞中大量存在并与碱性蛋白结合，以核蛋白形式存在。核酸适体（Aptamer）是利用指数富集的配体系统进化技术筛选得到的能特异性识别靶点分子的单链寡核苷酸片段。核酸适体作为分子识别单元，特异性强、亲和力高、生物活性稳定、易于合成和保存，且其序列和结构上具有可编程性，易于设计和修饰。核酸适体的靶点范围非常广泛，包括离子、小分子、大分子聚合物、核酸、蛋白质，甚至活细胞等。

（四）分子自组装

1. 定义

分子自组装是指在热力学平衡条件下，分子与分子或分子中某一片段与另一片段之间的分子识别，通过非共价作用自发形成具有特定排列顺序、结构稳定的分子聚集体的过程。非共价作用指氢键、范德华力、静电力、疏水作用、π-π相互作用、阳离子-π吸附作用等。

自组装通常涉及一个主体和一个或多个客体。在生物过程中，基质和蛋白质受体的结合、酶反应中的锁钥关系、蛋白质-蛋白质络合物的组装、免疫抗体抗原的结合、分子间遗传密码的读码翻译和转录、神经递素诱发信号、组织的识别等，都涉及分子自组装作用。

2. 条件

并非所有的分子都能够发生自组装，分子自组装需要两个条件：自组装的动力和导向作用。自组装的动力是指分子间的弱相互作用力的协同作用，它为分子自组装提供能量，维持自组装体系的结构稳定性和完整性，是自组装发生的关键。自组装的导向作用是指分子在空间的互补性，即分子自组装的发生必须在空间的尺寸和方向上达到分子重排的要求。

3. 过程

在形成组装体时，基本的功能是分子的识别、转化和移位。一般而言，分子自组装主要包括三个层次：第一，通过有序的共价键，结合成结构复杂的完整中间分子体；第二，由中间分子体通过弱的氢键、范德华力及其他非共价键的协同作用，形成结构稳定的大的分子聚集体；第三，由一个或几个分子聚集体作为结构单元，多次重复自组织排列成有序分子组装体。

五、分子识别的研究工具

（一）分子对接

分子对接（Molecular Docking）是指两个或多个分子通过几何匹配和能量匹配相互识别的过程。作为一种重要的分子模拟技术，分子对接有着广泛的应用，比如虚拟筛选、药物开发等。通常热力学上认为生物分子的稳定构象是自由能最低的构象，因此分子对接的目的就是找到自由能最低的构象。分子对接包含两个方面：一是快速有效的搜索算法，可以在可能的空间进行构象搜索；二是好的打分函数，能够在合理的时间内正确有效地从搜索到的结构中区分出近天然构象。

按寻找客体与主体结合构象的方法，分子对接可分为三种情况：刚性对接（主体与客体分子都被看作刚性）、半柔性对接（刚性主体与柔性客体对接）以及柔性对接（柔性受体与柔性客体对接）。

（二）代表性主体分子

要了解主客体互相作用，需研究客体在主体分子中的所有可能位置。通常认为主客体复合物晶体只存在一个能量最小结构，但应当考虑到客体在主体内的位置不单纯由两者间的互相作用决定，还要考虑到一个晶胞内堆积许多主体和许多客体。基于对分子识别的认识以及对超分子化学的不断探索，研究者运用有机合成方法设计出一系列的主体分子来模拟生物体内主体的定向高效的选择行为。以下四类具有代表性的大环主体分子先后出现。

1. 冠醚

冠醚（Crown Ether）又称大环醚，是分子中具有多个（OCH_2CH_2）结构单位的环状多醚。大环多元醚在分子识别领域的共同特点是能与多种金属离子、吡啶盐、铵盐、咪唑盐形成比较稳定的配合物。

2. 环糊精

环糊精（Cyclodextrin，CD）是通过 α-1,4-糖苷键连接的 D-(+)-吡喃葡萄糖单元的环状低聚物。通常情况下含有 6~12 个 D-吡喃葡萄糖单元，最常见的环糊精包括分别含有 6 个、7 个和 8 个吡喃葡萄糖分子的 α-环糊精、β-环糊精和 γ-环糊精。环糊精是具有内疏水、外亲水的特殊空腔。在水相中，环糊精通常作为主体分子，与芳香或脂肪族化合物的客体分子通过疏水作用和范德华力发生较弱的水合作用形成包合物。由于不同种类的环糊精空腔的大小存在差异，因此可通过空腔的大小选择性络合特定的客体分子。

3. 杯芳烃

杯芳烃（Calixarene）作为主体分子的特点在于其自身的结构灵活多变（构型变化丰富），易于修饰，针对不同的应用需求对杯芳烃进行修饰，可以通过控制其重复单元的数目来调整其空腔的大小，以及改变构型，实现选择性地络合特定的客体分子。此外，还可以通过官能团化对杯芳烃进行修饰，以此来增加杯芳烃对客体分子络合的选择性和适应性。

4. 葫芦脲

葫芦脲（Cucurbituril，CB）是由 n 个苷脲单元连接而成的穴状分子，是苷脲和甲醛在酸性诱导下缩合而成的葫芦状大环化合物。与环糊精和杯芳烃类似，葫芦脲内部的疏水空腔具有刚性结构，且不同类型的葫芦脲主体分子的大小各不相同，因此也可以选择性络合不同大小的具有特异性功能的客体分子。

（程妍）

方法技术

第四章 分子探针的制备与标记技术

第一节 概 述

一、分子探针的定义

分子探针（Molecular Probe）是指能与靶点结构特异性结合，并在生物体内或体外产生响应信号的化合物分子或材料。分子成像中使用的分子探针是一种带有特定信号基团，能够被影像设备检测到并用于影像学分析的特殊物质。针对不同的成像技术，其又可用多种术语进行表述，如显像剂、显影剂、造影剂、对比剂、增强剂、探针等。分子影像是将特定的分子探针引入体内，使其在体内与靶细胞/靶分子发生相互作用，之后利用特定的成像设备对分子探针发出的信号进行收集并通过特定方法处理后生成相应的分子图像、功能代谢图像或基因转变图像。分子探针能够提供靶点的影像学信息，通过分子探针与靶点的结合，借助分子成像系统检测影像信号，反映靶点的体内外表达水平或功能。

二、基本结构

广义上，分子探针可以是任何一种分子或化合物，其通常由三个主要部分组成：①识别特定分子并与之相互作用的识别模块（如配体或抗体等，这里称为靶向端）；②能产生影像学信号的输出模块（如放射性核素、荧光分子或顺磁性原子等，这里称为信号端）；③将靶向端和信号端用特定方法连成一体的连接模块（这里称为连接子）。

三、工作原理

作为一种将体内生物过程图像化从而实现对目标进行定性及定量研究的媒介，分子探针通过特异性识别并结合体内的目标分子或组织（如某些蛋白质、受体或特定类型的细胞等），发出可被影像设备（如 PET、MRI 或光学成像设备等）检测到的信号并转换为图像，从而显示体内生物分子的分布、浓度及其动态变化过程，为疾病的诊断、监测及治疗提供重要信息。

四、分类

(一) 按特异性分类

1. 特异性探针

特异性探针是指能够高度选择性地与特定目标分子或结构（如 DNA 序列、蛋白质、细胞器等）相结合的探针。这些探针通过特定的分子识别与目标分子发生特异性相互作用，并产生可检测的信号。

2. 非特异性探针

非特异性探针缺乏选择性，不如特异性探针精确，通常能够检测或结合多种不同的目标分子或结构。在生物医学研究中，非特异性探针主要用于一些初步筛选或广泛检测的场景。例如，非特异性探针用于检测 DNA 中普遍存在的序列，或者用于标记细胞内普遍存在的分子或结构。虽然非特异性探针在精确性上可能不如特异性探针，但在某些应用场景仍然具有重要的价值。例如，在疾病早期筛查或大规模样本检测中，非特异性探针可能更加高效和经济。

特异性探针与非特异探针的比较见表 4-1。

表 4-1 特异性探针与非特异探针的比较

比较内容	特异性探针	非特异性探针
目标识别	高度选择性，只能与特定目标分子或结构结合	相对较低的选择性，能与多种目标分子或结构结合
检测范围	狭窄，针对特定目标	广泛，可检测多种目标
应用场景	精确检测和分析特定目标分子或结构	初步筛选或广泛检测

(二) 按检测信号分类

1. 光学探针

1) 光吸收型探针：光吸收型探针基于物质对光的吸收特性进行检测。探针受到光照射，吸收特定波长的光并发生光化学或光物理变化，从而实现对目标物质的检测。光吸收型探针在生物医学中主要用于定量分析、生物活体成像等领域。近红外光吸收型探针因其良好的组织穿透性和特异性，在生物医学成像中尤为重要。

2) 荧光探针：可以发射荧光的分子探针。荧光探针与生物分子或环境发生相互作用时，其荧光性质（如强度、波长等）会发生变化，从而实现对目标物质的检测。

3) 其他光学探针：除了光吸收型探针和荧光探针，还有磷光探针、化学发光探针等。这些探针在特定条件下也能发出光信号，用于生物医学检测。

2. 放射性核素探针

放射性核素探针是指利用放射性核素标记的分子探针。放射性核素探针由载体和放射性核素组成，将放射性核素连接到载体上（也称为放射性核素标记），即构成放射性核素探针。载体可以是小分子化合物、生物大分子或某些特殊材料制成的微球或胶囊。放射性核素随载体进入靶器官，利用其在衰变过程中发射出的射线进行器官显像和功能测定，或利用其射线破坏病变组织达到治疗目的。放射性核素探针不仅可以为疾病的早期诊断和治疗提供灵敏的分子探针和治疗药物，而且在新药研发领域也发挥着重要的作用。

放射性药物（Radiopharmaceuticals）指含有放射性核素，用于医学诊断或治疗的一类特殊制剂。根据放射性核素的衰变性质和化学行为，放射性药物分为诊断用放射性药物和治疗用放射性药物。诊断用放射性药物一般发射光子或正电子，与 SPECT 或 PET 配合用于医学诊断。治疗用放射性药物发射有高电离能力的射线，如 α 射线、β 射线等，通过射线的电离作用杀伤病变细胞，达到治疗的目的。

3. 超声探针

随着分子成像和材料科学的不断发展与超声治疗学的兴起，超声造影不仅能获取血流和组织灌注信息，还能将超声探针作为目的基因或药物载体发挥超声靶向递送作用，介导药物递送、基因转染、组织屏障开放、免疫治疗等，为实现集疾病早期诊断、靶向治疗和疗效评价于一体的精准诊疗提供有效的技术手段。

超声探针是一类能够显著增强超声背向散射强度的分子探针，其主要成分是微气泡，一般直径为 $2\sim10\mu m$，可以通过肺循环。超声探针包括靶向超声微泡、靶向超声纳泡和响应型超声探针。靶向超声微泡是指将特异性配体或抗体连接于微泡表面，主动介导微泡在特定靶点积聚，结合超声造影技术产生靶组织分子水平显像。靶向超声微泡由于其微米级粒径不能透过血管壁，限制了对血管外病变的诊断与治疗。靶向超声纳泡可穿透血管内皮进入组织间隙，推动超声分子显像和治疗向血管外领域拓展。响应型超声探针在生理条件下保持稳定，在物理或化学条件变化时探针能够识别信号变化，并根据信号的大小改变自身构象，以此作为对刺激的直接反应，从而激活功能材料，发挥分子成像功能。

超声探针的载药方式主要包括三种：① 将药物封装在探针壳膜内部；② 药物通过静电作用或生物素-亲和素连接装载在壳上；③ 通过配体-受体相互作用将药物封装成纳米材料连接到探针外壳。

4. 光声探针

生物组织的光声信号可以产生于内源性分子，如血红蛋白、氧合血红蛋白、脂质、水、黑色素等。利用体内不同组分光吸收性质的差异可以改变超声信号的强度，如血红蛋白浓度和组织血氧饱和度均会影响组织的光吸收能力，检测器探测到的二维或三维超声强度空间分布，反映了与光吸收相关的靶点信息。直接通过生物体内的内源性分子光声成像可用于体内肿瘤血管新生的检测、血氧饱和度扫描、大脑功能成像以及皮肤黑色素瘤探测等。

除内源性分子外，光声效应还可以产生于外源性引入的光声探针。光声探针是指能够产生光声效应的分子探针。光声探针的信号产生可以分三个步骤：光吸收过程、光热转换过程和热声转换过程。

5. 多模态探针

不同探针的成像模式具有各自的优势，但也存在各自不同的缺点或局限性。目前尚缺乏能够提供被检对象多维度信息的成像方法，也缺少能够提供所有解剖学结构、器官功能和分子机制的分子探针。构建将两种或两种以上显像方法相结合的分子探针，即多模态探针，可以在疾病的诊疗方面提供更为全面的信息。

多模态探针是指能够在不同成像模态下提供互补解剖学和功能信息的分子探针。多模态探针一般由靶向元件和多模态信号元件组成。靶向元件通常是肽段、抗体、折叠DNA等，多模态信号元件包括较简单的放射性核素、荧光染料、金属钆、金属碘中两种或两种以上的组合，也包括较复杂的纳米颗粒，如量子点、硫化银颗粒、脂质体等。

（三）按结构特征分类

1. 小分子探针

小分子探针具有结构简单、易于合成和修饰的优点，在生物医学领域有着广泛的应用。例如，有机小分子易于透过血-脑屏障入脑，广泛应用于脑神经功能显像。小分子荧光分子不仅可以作为探针单独使用，也可以作为标记物标记目标物质。

2. 多肽探针

多肽探针具有特异性高、生物相容性好、组织穿透力强和易于合成和修饰等优点。多肽探针的组成与其他类型的探针一致，由识别基团、连接体和信号响应基团三部分组成。由于多肽作为生物分子不直接产生可测量或者可记录的信号，因此多肽探针一般需要连接信号响应基团，除此之外，探针连接体和识别基团为单个氨基酸或者氨基酸序列。根据多肽氨基酸序列在探针中的作用，多肽探针可分为多肽作为识别元件的探针、多肽作为蛋白酶反应底物的探针、多肽作为骨架结构的探针。

多肽具有易于修饰、序列和结构变化多样等特点，为设计灵敏度高、选择性好的分子探针提供了多种可能。多肽探针的合成方法成熟、步骤简单，合成产品的纯度高、产率好，易于工业量化生产。在具体应用方面，多肽探针具有细胞毒性低、生物相容性好等显著优势，广泛用于金属离子、蛋白质、核酸检测以及生物成像等。多肽探针也存在一些常见的问题，包括在体内容易被蛋白酶降解，代谢稳定性低，一些多肽分子量较小，会缩短探针在肿瘤组织中的摄取和保留时间。

3. 蛋白探针

首次被发现的荧光蛋白是维多利亚多管水母（Aequorea Victoria）体内的绿色荧光蛋白（Green Fluorescent Protein，GFP）。GFP 由 238 个氨基酸构成，分子量约为 27 kDa，其中 65~67 位氨基酸为发光团，可以被光激发产生荧光。GFP 没有毒性，通过基因工程将 GFP 或其突变体与目标蛋白融合表达，在生物体内能够高效表达且不影响目标蛋白的活性并能保持荧光，用于目标蛋白的体内成像及蛋白相互作用研究。然而，GFP 系列荧光蛋白的发射光谱局限在 440~529nm，成像的背景信号干扰较大，一般用于皮下组织标记。与 GFP 相比，红色荧光蛋白（Red Fluorescent Protein，RFP）具有更长的激发波长和发射波长，成像的背景信号干扰小，更适用于活体动物深层组织的体内成像。DsRed 是从热带珊瑚（Discosoma Striata）中分离的红色荧光蛋白，具有荧光强、稳定性好等优点，但其寡聚状态是四聚体，在进行蛋白融合时容易形成多聚体影响目标蛋白功能，且该四聚体在细胞内表达会产生毒性，这阻碍了它的应用。目前已知的DsRed 红色荧光蛋白多由最初的红色荧光蛋白改造而得，包括常规荧光蛋白、远红外荧光蛋白、具有斯托克斯位移的红色荧光蛋白、荧光定时器、可光活化红色荧光蛋白和可逆光开关红色荧光蛋白。荧光蛋白在活体成像深度上仍有待进一步发展，需要不断改良亮度高的单体近红外/红色荧光蛋白分子。由于荧光蛋白采用基因工程技术，其标记与成像的整体周期较长。

4. 抗体探针

抗体探针能和与之相对应的抗原蛋白特异性结合。因抗体具有识别和结合特异性抗原的生物学特性，其作为分子成像的介导物已经普遍应用于临床。传统的抗体由 4 条肽链组成，包括 2 条重链和 2 条轻链，并通过二硫键结合在一起。轻链和重链分别由可变区（分别称为 VL 和 VH）和恒定区（分别称为 CL 和 CH）组成。可变区中的部分氨基酸易发生突变，称为互补决定区（Complementarity-determining Region，CDR），由其组成的抗原结合片段位于抗体两臂的末端。单克隆抗体（Monoclonal Antibody，mAb）因其特异性结合抗原的能力，长期以来一直被认为是分子成像示踪剂设计的主要抗体之一。大多数哺乳动物体内的单克隆抗体由 2 条重链和 2 条轻链组成，分子量约为 150kDa。单克隆抗体的分子量和体积较大，难以通过体内多种生理屏障，血液滞留时间较长，导致非特异性背景信号增强，影响成像靶点和正常组织间的对比度，这限制了其应用。随着抗体工程技术的快速发展，小型化基因工程抗体片段已用于分子探针的开发，如抗原结合片段（Antigen-binding Fragment，Fab）和含有生物识别区域但缺乏恒定组分的单链可变区（Single Chain Fragment Variable，ScFv），其分子量为 25～110kDa，保留了完整 mAb 的靶向特性。纳米抗体是一种由骆驼源的重链可变区组成的单域抗体。相较于单克隆抗体，纳米抗体的分子量约为 15kDa，具有分子量小、溶解性好、稳定性高、组织穿透力强且可快速从血液中清除并经肾脏排泄等诸多优点。目前纳米抗体探针的主要靶点包括肿瘤膜抗原及肿瘤微环境中的靶点等。

5. 基因探针

基因探针即核酸探针，是一段带有检测标记且顺序已知的、与目的基因互补的核酸序列（DNA 或 RNA）。基因探针通过分子杂交与目的基因结合，产生杂交信号从而显示目的基因。根据杂交原理，作为探针的核酸序列必须至少具备以下两个条件：①应是单链，若为双链，必须先行变性处理。②应带有容易被检测的标记。它可以包括整个基因，也可以仅仅是基因的一部分；可以是 DNA 本身，也可以是由之转录而来的 RNA。

6. 纳米探针

纳米探针（Nanoprobes）是指一种具有纳米尺度、能与生物目标分析物响应产生可测量的信号的分子探针。相比于小分子探针，纳米探针具有较大的比表面积和可控的表面化学性质。纳米探针的性能可以通过合理调节颗粒大小、表面电荷和形状以及引入刺激响应官能团进行位点特异性释放或使用聚乙二醇（PEG）延长血液循环来控制。因此，纳米探针在实时成像和精确预测疾病进展以及患者分层方面具有优势和巨大潜力。纳米探针可分为无机纳米粒子基探针和有机纳米粒子基探针。无机纳米粒子基探针包括但不限于磁性纳米颗粒（MNPs）、金纳米颗粒（AuNPs）、下转换纳米粒子（DCNPs）/上转换纳米粒子（UCNPs）、量子点（QDs）和二氧化硅纳米粒子（SNPs）。尽管以无机纳米颗粒为基础的分子探针取得了进展，但其广泛的临床应用受到固有的全身毒性问题和降解困难的限制，特别是与重金属配制的纳米颗粒。有机纳米粒子基探针包括脂质纳米颗粒（LNPs）、聚合物纳米颗粒（PNPs）和半导体纳米颗粒（SPNPs），可以从天然或合成材料中制备，具有生物降解性、生物相容性和可控的释放动力学。

第二节　分子探针的制备

一、基本原则

在分子探针的构建和研发中，靶向端是分子探针设计的核心部分。分子识别的主要形式包括抗原与抗体结合、酶与底物结合、核苷酸碱基配对以及其他主客体相互作用（包括氢键等各种分子间相互作用力以及金属的螯合配位）等。分子探针的设计应遵循以下基本原则：①对靶分子/靶细胞具有高度特异性和亲和力；②毒副作用小；③性质相对稳定；④能反映活体内靶分子含量；⑤在循环中既能与靶分子充分结合又有适当的清除期，能顺利到达靶分子部位，并避免"高本底"对显像的影响；⑥经济可行。

（一）识别元件

1. 小分子配体

小分子配体可以与蛋白质、DNA 和脂质等生物大分子结合，由于高亲和力和特异性，已成为生物系统中靶分子检测和成像的一种新兴识别元件。然而，小分子配体不能以可测量的方式对靶点生物大分子的结合做出反应。为了解决这个问题，将信号部分（如荧光基团、放射性核素等）合理引入小分子配体中以设计分子探针至关重要。

2. 功能性核酸

除了小分子配体，功能性核酸在分子成像中也有广泛的应用。核酸一般通过互补碱基配对或 DNA 的特异性靶向或酶功能原理实现分子成像。最常见的核酸分子探针主要依赖互补碱基配对的原理。基于这一原理，DNA Paint 和荧光原位杂交（FISH）在分子成像中得到了广泛应用。

3. 肽、酶底物和抗体

肽、酶底物和抗体也是分子探针设计中应用广泛的识别单元。与小分子配体和功能性核酸一样，这些识别单元也需要与适当的信号报告单元连接，以实现对目标分子的检测。

（二）响应机制

1. 基于结合的分子探针

早期的分子成像设计主要依靠分子间相互作用将分子探针直接结合到各种生物靶点上，从而产生信号变化，在识别过程中没有发现化学键的形成。迄今为止，这种基于结合的分子探针由各种造影剂（如荧光基团、PET 示踪剂和 MRI 造影剂）和分子识别配体组成，是生化分析和生物医学标记领域强大的成像工具之一。一般来说，作为理想的生物成像分子探针，其目标识别机制（将结合事件转化为信号输出的方式）至关重要。根据信号产生的类型，基于结合的分子探针可分为两类：一类是非构象变化分子探针，分子探针的结构在识别目标过程中的变化可以忽略不计；另一类是构象变化分子探针，分子探针的构象在与靶点结合后发生明显变化。

2. 基于反应的分子探针

与基于结合的分子探针相比，基于反应的分子探针通过化学反应实现对靶标的特异性识别，然后产生成像信号。通常，通过这种方法开发的分子探针是不可逆的，并且具有随时间推移而响应增加的特点。目前，基于反应的分子探针根据各自的特性大致可分为三类，即共轭分子探针、可切割分子探针和组装/拆卸分子探针。

二、常用的制备方法

分子探针的设计需考虑待探测的生理过程特点。首先选择合适的成像模式，然后依据特定原则将信号端与靶向端合理结合得到探针。由于病理生理过程的多样性和复杂性，分子探针的设计原则和研发策略具有高度的灵活性。

（一）小分子探针

小分子探针通常是低分子量的化合物，具有良好的细胞穿透性和分子特异性，能够与特定的生物分子靶点（如酶、受体或 DNA）结合，其可以调节生物过程或作为标记物用于成像和检测。

1. 小分子光学探针

小分子光学探针通常基于荧光染料母核结构、化学反应、识别机理以及光学性质改变原理开发。在分子结构中引入能够与特定靶点相互作用的官能团（如羧基、氨基、巯醇基等），使其在结合靶点时产生光学信号变化。可以通过化学合成技术，如反应选择性化学试剂、改变共轭体系等来调节光学特性。

2. 小分子放射探针

小分子放射探针通过放射性同位素标记小分子化合物。这些小分子可以靶向特定的酶、受体或代谢途径。放射性同位素常通过化学偶联或螯合反应等标记到小分子上。

3. 小分子磁共振探针

小分子磁共振探针将顺磁性或超顺磁性金属离子（如钆、锰、铁等）引入小分子结构中，这些金属离子会影响周围质子的弛豫时间，从而增强 MRI 信号。常见的构建方法包括将金属离子与螯合基团（如 DOTA、DTPA）结合，增加其水溶性和生物兼容性。

（二）多肽探针

1. 多肽光学探针

多肽光学探针：通过合成特定序列的多肽，与靶分子或靶点识别位点结合，并用发光团标记。通过固相多肽合成（SPPS）或自组装技术构建，多肽探针的设计可以优化其靶点结合亲和力和发光团的激发发射性能。

2. 多肽放射探针

多肽放射探针：通过将放射性同位素标记到具有靶向特定受体或酶活性的多肽上制成，可以通过固相多肽合成，并在合成过程中引入能够与放射性同位素结合的螯合剂。

3. 多肽磁共振探针

多肽磁共振探针：将顺磁性金属离子与多肽结合。多肽可通过靶向特定的受体、蛋白质或细胞，增加探针在目标区域的积累。构建方法包括使用螯合基团与多肽偶联，再与金属离子结合，形成稳定的复合物。

（三）抗体探针

1. 抗体光学探针

抗体光学探针：通过将荧光染料、量子点或其他光学信号分子与特异性抗体结合来构建。常用的修饰方法包括通过化学偶联反应（如使用硫醇－马来酰亚胺反应或酰胺键反应）将荧光基团标记到抗体的氨基酸侧链上。

2. 抗体放射探针

抗体放射探针：将放射性同位素标记到特异性靶向肿瘤或特定分子标志物的单克隆抗体上。常用的标记方法包括使用螯合基团或偶联分子来将放射性同位素与抗体结合。

3. 抗体磁共振探针

抗体磁共振探针：通过将顺磁性金属离子或超顺磁性纳米颗粒标记到特异性靶向抗体上，靶向特定的分子或细胞结构，增强局部 MRI 对比度，实现对靶点的检测。构建方法包括利用螯合剂将钆、锰等离子与抗体结合，或将抗体直接与超顺磁性氧化铁纳米颗粒偶联。

（四）蛋白探针

1. 蛋白光学探针

蛋白光学探针：通常通过基因工程技术或化学修饰构建。基因工程技术可以将荧光蛋白（如 GFP、RFP）与靶点蛋白融合表达，构建荧光融合蛋白；化学修饰方法包括在蛋白质上通过共价键或非共价相互作用引入荧光基团。

2. 蛋白放射探针

蛋白放射探针：将放射性同位素与特定蛋白质（如受体蛋白、酶或其他功能蛋白）结合。可以通过基因工程或化学修饰将放射性同位素引入蛋白质。蛋白放射探针的优点是具有高特异性，但其分子量较大，代谢速度较慢。

3. 蛋白磁共振探针

蛋白磁共振探针：通常将顺磁性金属离子或超顺磁性材料与功能蛋白结合。这类探针可通过靶向特定的生物分子或结构成像。常见的标记方法包括螯合剂标记和共价结合。

（五）纳米探针

1. 纳米光学探针

纳米光学探针：将荧光纳米颗粒（如量子点、金纳米颗粒、碳点等）与靶点分子结合，或在纳米材料表面修饰功能基团，增强其特异性和稳定性。纳米探针具有独特的光学特性，如尺寸依赖的荧光发射和高亮度。

2. 纳米放射探针

纳米放射探针：通常通过将放射性同位素与纳米颗粒（如金纳米颗粒、磁性纳米颗粒、碳纳米管等）结合，利用纳米材料的独特性质（如大表面积、可调控性和多功能性）增强靶向性和成像性能。常用的方法包括通过化学修饰或物理吸附在纳米颗粒表面引入放射性标记。

3. 纳米磁共振探针

纳米磁共振探针：将超顺磁性或顺磁性纳米颗粒［如超顺磁性氧化铁纳米颗粒（SPIONs）、钆基纳米颗粒等］与靶向分子或功能基团结合。纳米材料的独特性质（如大表面积、高比表活性等）使其能够携带多种造影剂或治疗药物。常见的构建方法包括表面修饰、物理吸附或化学偶联。

4. 纳米超声探针

纳米超声探针：利用纳米颗粒（如金纳米颗粒、氧化铁纳米颗粒或聚合物纳米颗粒）作为超声对比剂。纳米颗粒可以与靶向分子、抗体、多肽等结合，从而提高特异性，并增强超声信号。纳米颗粒通过其尺寸、表面修饰及声学特性可以调节超声成像的对比度。

第三节 光学标记

一、发光标记

(一)生物发光成像

生物发光成像(Bioluminescence Imaging, BLI)不需要外源激发光,且哺乳动物组织本身不存在生物自发光的干扰,因此生物发光成像具有灵敏度高、特异性好等优点,适用于小型哺乳动物的体内成像。试验过程:首先对目标细胞进行基因改造标记,将荧光素酶基因整合入细胞染色体基因以表达荧光素酶;随后将基因改造的标记细胞以一定形式注入小型哺乳动物体内;最后外源性给予动物体内荧光素酶的底物,在体内存在ATP和氧气的条件下,体内发光现象可在数分钟内产生,且光的强度与标记细胞的数量成线性相关关系。由于生物发光体系的构建通过基因改造标记靶点物质,标记物和标记方法单一,应用受到一定限制。

(二)化学发光成像

化学发光成像(Chemiluminescence Imaging, CLI)与生物发光成像类似,无需外源激发光即可释放光子,无生物自发光干扰,因此成像灵敏度高、特异性好。鲁米诺(Luminol)化学发光现象的发现是有机化合物发光研究史的重要里程碑。鲁米诺结构简单、发光效率高、易于合成和进行结构修饰、水溶性好,是化学发光结构修饰研究最广泛的结构。目前化学发光分子发射光波长大多数在可见光区,穿透深度浅,难以满足体内深层组织的成像需求,仍需开发波长更长的化学发光结构。经典的化学发光体系主要包括鲁米诺及其衍生物、光泽精(Lucigenin)及吖啶酯类化合物、过氧化草酸酯类化合物等。根据能量作用过程,化学发光主要分为直接发光和间接发光两类。

二、荧光标记

(一)纳米材料的标记

纳米材料的荧光修饰一般包括四个步骤。首先,选择与纳米颗粒表面和正在使用的成像系统都兼容的合适的荧光分子或染料。其次,通过使用合适的化学或物理方法对纳米颗粒表面进行活化,这可能涉及使用连接分子或修饰表面化学以引入可与荧光分子反应的活性基团。此外,通过使用合适的偶联反应将荧光分子或染料附着在纳米颗粒表面,反应条件取决于所使用的特定化学结构。最后,使用体积排阻色谱、超滤离心或其他适当的方法纯化荧光标记的纳米颗粒,以除去未结合的荧光分子,并进一步通过紫外-可见（UV-Vis）光谱、荧光光谱和显微镜进行表征。实现高效的标记反应并确保纳米颗粒所需性质的保留需要对过程进行仔细的优化。

1. 共价标记

共价标记是一种常用的技术，在纳米颗粒的表面稳定和特异性地标记荧光基团用于生物成像和示踪。这种方法在荧光基团和纳米颗粒之间建立了稳定的键合，防止荧光基团从纳米颗粒表面解离或流失。存在多种方法将荧光基团与纳米粒子共价偶联，包括硅烷偶联、1-乙基-3-(3-(二甲基氨基)丙基)碳二亚胺(EDC)/N-羟基琥珀酰亚胺(NHS)偶联和点击化学反应。

1) 硅烷偶联是无机纳米粒子表面功能化最常用的方法，无机纳米粒子包括金属氧化物、金属、金属硫酸盐、MXenes等。这些纳米粒子的表面含有足够多的羟基，可以通过脱水反应与三乙氧基硅基反应。通过分别与(3-氨基丙基)-三乙氧基硅烷(APTES)、2-三乙氧基硅乙硫醇、(3-缩水甘油醚氧丙基)-三乙氧基硅烷和乙烯基三乙氧基硅烷反应，可以将胺基、硫醇、环氧基和乙烯基等活性化学基团连接到颗粒表面。通过亲核加成、亲核取代、环氧开环和点击化学反应，分别用异硫氰酸荧光素(FITC)、四甲基罗丹明-5-碘乙酰胺(5-TMRIA)、7-氨基-4-甲基香豆素(AMC)和吲哚菁绿硫醇(ICG-SH)等荧光基团对功能化纳米粒子进行标记（图4-1）。

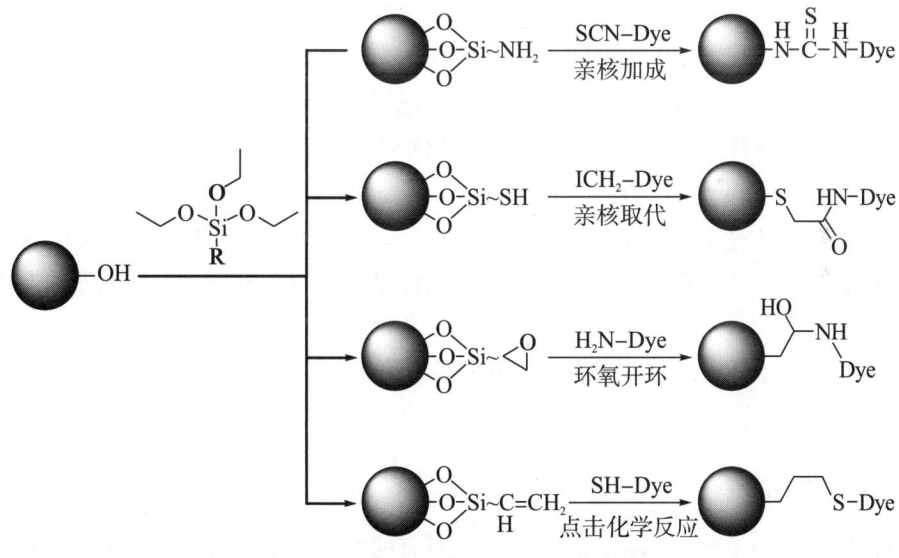

图4-1 基于三乙氧基硅烷的标记过程

2) EDC/NHS偶联是一种简单有效的、在水溶液中通过脱水反应连接胺基和羧基的方法。羧基存在于环境中的许多碳质纳米颗粒中，包括纳米塑料、炭黑、碳纳米管和氧化石墨烯等。含有胺基的荧光团，如2-氨基吖啶酮、丹磺酰尸胺和7-氨基-4-甲基香豆素，可以直接附着在纳米粒子表面。例如，含有足够羧基的氧化石墨烯（GOs）和过渡金属二硫酸酯（TMDs）可以用FITC标记的白蛋白进行功能化，用于细胞成像。值得注意的是，尽管GOs和TMDs都是二维纳米片，但它们在THP-1细胞中表现出不同的分布。GOs主要与质膜结合，造成膜损伤。TMDs则内化到溶酶体中，导致溶酶体亚铁离子释放、脂质过氧化和铁死亡。

3)点击化学反应是一类常用于连接两个分子部分的高效反应。它涉及使用化学选择性反应，在温和的反应条件下进行。点击化学反应有四种类型：环加成反应（CuAAC、SPAAC、IEDDA 等）、亲核开环反应（如使用环氧化物或氮杂环丙烷）、非羟醛反应的羰基化学反应（如肟醚或腙的形成）、加成反应（如硫醇-烯或硫醇-异氰酸酯）（图 4-2）。

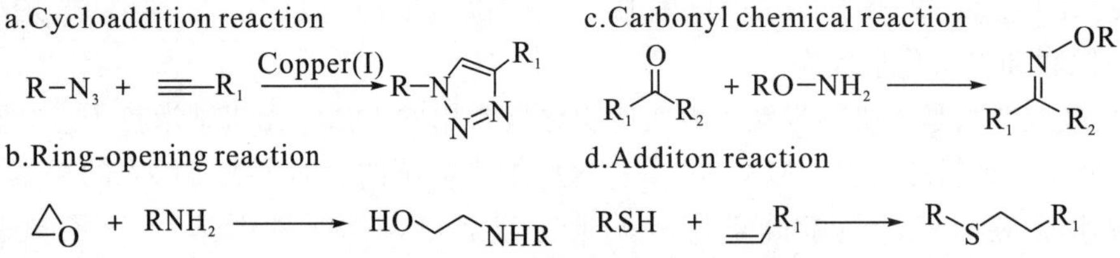

图 4-2 点击化学反应的代表类型

2. 非共价标记

非共价标记比共价标记简单，通常只需要一步反应，但在复杂的生物介质中可能会释放结合的荧光团。非共价标记方法有四种：吸附、静电相互作用、疏水作用和主客体相互作用。许多纳米颗粒具有较大的表面积，可以吸附小分子或蛋白质进行荧光标记。例如，GOs 是一种二维纳米材料，具有大的比表面积和丰富的活性表面基团，对水溶液中的各种染料具有良好的吸附性能。一些纳米粒子，如金纳米粒子，具有表面电荷，可以通过静电相互作用与带相反电荷的分子相互吸引。通过静电吸附作用将带正电荷的染料 tris(2,2'-bipyridine) ruthenium(Ⅱ)($Ru(bpy)_3^{2+}$)嵌入到带负电荷的二氧化硅颗粒中，形成荧光 $Ru(bpy)_3^{2+}$@SiO_2 NPs，目前此种荧光纳米材料已被广泛应用于生物成像和分布。疏水作用是一种广泛使用的标记疏水纳米颗粒（如纳米塑料和 BN 纳米片）的策略。这些纳米颗粒常被用作商业产品中的绝缘材料。然而，由于纳米绝缘体的惰性化学表面阻碍了其共价功能化，因此在生物系统中可视化纳米绝缘体是一个重大的挑战。

(二)蛋白标记

蛋白质在细胞中无处不在，几乎承担了所有的生命活动。对蛋白质进行荧光成像可以更好地了解蛋白质的功能，例如，能够对蛋白质相互作用、酶活性、构象变化、蛋白质定位进行研究，还能够实时观测单个蛋白质的运动。对于使用传统荧光显微镜和先进的超分辨率显微镜对细胞蛋白进行荧光成像，有机荧光基团在靶蛋白质荧光标记中提供了敏感、特异和多路复用的能力，已成为细胞、组织和动物成像不可或缺的工具。有机荧光基团还拥有易合成、高生物相容性、良好的排泄和合理的药代动力学等特点。理想情况下，有机荧光基团应该小、明亮且稳定，对生物系统没有任何干扰。此外，此类荧光基团还应该是特异性的，没有寡聚化的倾向。虽然并不是所有荧光基团都能够满足所有这些要求，但新的方法正在不断被开发。

1. 有机荧光基团的直接标记

蛋白质直接化学标记的靶点是半胱氨酸和氨基（图4-3）。马来酰亚胺 荧光基团偶联物对半胱氨酸的巯基具有高度特异性，并且在具有中等pH值和温度的缓冲液中反应迅速。碘乙酰胺经常用于靶向硫醇，因为它们对还原剂（如二硫苏糖醇）具有耐受性，这些还原剂在标记半胱氨酸之前使用，以确保残基处于还原形式。半胱氨酸也可以引入特定位点进行标记，使用定点诱变进行标记，例如，将表面暴露的残基转化为半胱氨酸。

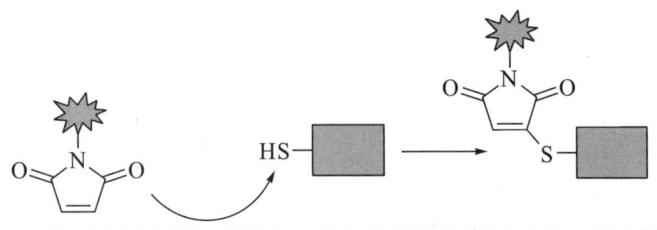

a.马来酰亚胺偶联荧光基团与目标蛋白的半胱氨酸残基反应

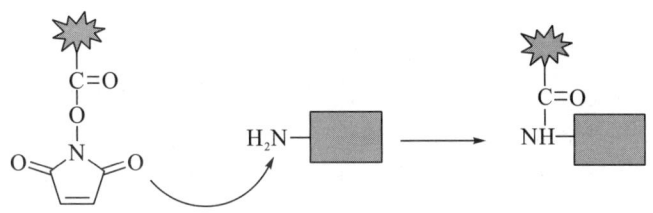

b.琥珀酰亚胺酯偶联荧光基团与目标蛋白的N末端氨基反应

图4-3 有机荧光基团的直接标记举例

标记半胱氨酸的核心挑战在于蛋白质中存在多个半胱氨酸残基。可通过定点诱变去除额外的残基，但必须注意不能扰乱整体蛋白质结构和活性。如果蛋白质在所需位置没有半胱氨酸，则可以在额外诱变之前创建不含半胱氨酸的蛋白质，以便将残基引入所选位置。测量每个表面暴露的半胱氨酸反应性，并根据反应性选择标记所需的残基。另外，可以利用半胱氨酸与金属离子结合的特点。该方法利用金属离子（Cd^{2+}或Zn^{2+}）的结合对半胱氨酸残基进行可逆保护，允许在确定的位点进行标记。氨基反应性偶联物，如琥珀酰亚胺酯或异硫氰酸酯，可用于标记赖氨酸残基或N末端氨基。赖氨酸残基在蛋白质中非常常见，标记可能会导致结合许多荧光团。与赖氨酸的氨基（pK_a 10~11）相比，N末端的α-氨基的pK_a更小（pK_a 7），特异性靶向N末端的α-氨基有助于在特定但有限的位置成功标记。

2. 基于荧光氨基酸的荧光标记

该方法作为一种在细胞和生物体中产生修饰蛋白的有效方法，利用遗传密码扩展（Genetic Code Expansion，GCE）技术将具有荧光基团或活性官能团的非天然氨基酸（Noncanonical Amino Acids，ncAAs）特异位点整合到蛋白质中，从而允许选择性标记目标蛋白。在这种方法中，细胞在含有一种非天然氨基酸的培养基中生长。这种非天然氨基酸被相应的正交氨酰基-tRNA合成酶（aaRS）特异性识别并与正交tRNA连接，该合成酶不会使宿主细胞中的任何内源性tRNA发生氨酰化。在翻译过程中，核糖体可以使用附着在正交tRNA上的非天然氨基酸来解码mRNA中的空白密码子。这个空白密码子通常是可以插入目标基因的琥珀终止密码子。最后，将荧光非天然氨基酸引入新生肽中，从而合成具有位点特异性修饰的蛋白质。

与蛋白质结合的荧光非天然氨基酸的化学结构见图4-4。

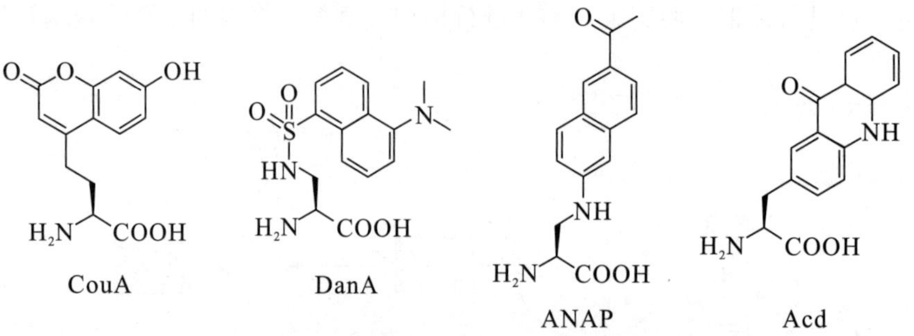

图4-4 与蛋白质结合的荧光非天然氨基酸的化学结构

非荧光的非天然氨基酸也可用于活细胞中的蛋白标记。将非天然氨基酸掺入目标蛋白中，然后通过化学选择性反应特异性连接到荧光基团上。这些非天然氨基酸包含化学活性基团，可以通过生物正交化学进行修饰。生物正交反应与反应性非天然氨基酸的遗传掺入包括铜催化的叠氮化物-炔烃环加成反应（CuAAC）、应变促进的叠氮化物-炔烃环加成反应（SPAAC）和逆电子需求Diels-Alder（IEDDA）反应。总之，将非天然氨基酸掺入目标蛋白并与点击化学反应相结合的策略形成了一种高度位点特异性和低背景的标记系统。

3. 基于肽标签的荧光标记

1）多肽标签：多肽标签常用于细胞蛋白的选择性荧光标记。该策略包括在细胞中通过共价键或非共价键将目标蛋白与短肽标签（0.6~6.0kDa）进行基因融合，然后用荧光基团标记。该方法具有遗传操作简单、小肽标签对目标蛋白的结构和功能影响小等优点。由于多肽标签本质上无荧光，因此在细胞成像之前需要与荧光基团偶联。

以多肽为模板的标记方法依赖两个α-螺旋肽之间形成高亲和力的异源二聚体卷曲螺旋，以荧光标记细胞中的靶蛋白。为避免长时间成像过程中荧光标记丢失，当多肽通过卷曲螺旋相互作用接近时，它们被修饰以形成共价连接。例如，采用邻近诱导的s-烷基化反应，它涉及一个含半胱氨酸的P1标签蛋白和一个α-氯乙酰化的P2之间的反应，其中P1和P2形成异二聚体卷曲螺旋（图4-5a）。为了增强共价标记蛋白质的反应动力学，以多肽为模板的酰基转移反应被开发。在P3标签的N末端引入半胱氨酸残基，P4标签的N末端连接硫酯键共轭的荧光团。当P3和P4标签之间的异源二聚体卷曲螺旋相互作用时，肽模板的酰基转移发生，从而产生荧光标记的蛋白质（图4-5b）。通过肽模板标记产生肽核酸（PNA）偶联蛋白，可以用于细胞表面蛋白的可擦除荧光标记。将蛋白与PNA共轭的含有硫酯键的P4标签结合形成PNA偶联蛋白。随后，通过PNA-DNA与带有荧光基团的互补DNA杂交，将PNA偶联的蛋白质标记荧光基团

（图 4－5c）。这种标记方法的一个优点是置换 DNA 很容易将荧光团从标记的蛋白质中去除。

a.以多肽为模板的s-烷基化反应

b.以多肽为模板的酰基转移

c.以多肽为模板的酰基转移对蛋白质进行荧光标记，然后将PNA与带有荧光基团的互补DNA杂交

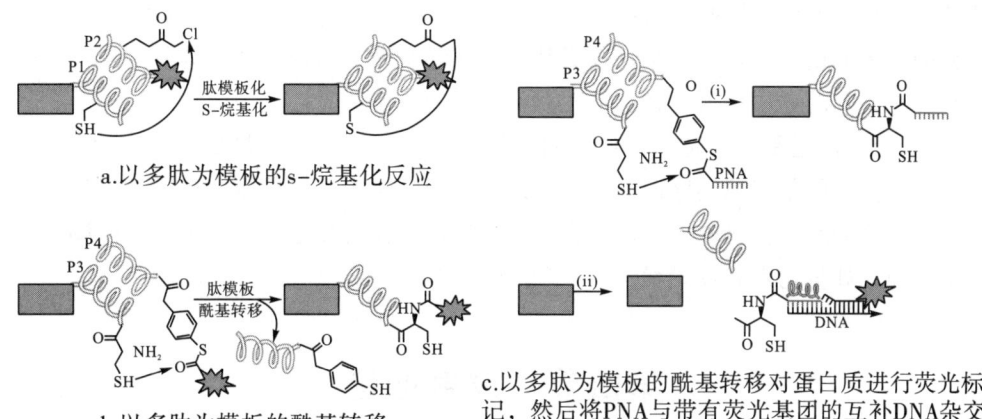

图 4－5　多肽标签标记举例

2）小分子结合肽标签：使用以四半胱氨酸为核心的肽标签标记无荧光的荧光素－芳香螺旋结合蛋白（FlAsH），蛋白与肽标签的半胱氨酸残基结合后变成荧光（图 4－6a）。FlAsH 可用于检测细胞蛋白质，但 FlAsH 与其他富含半胱氨酸的蛋白质之间的相互作用，可能导致非特异性蛋白质标记。此外，与蛋白质融合的富含半胱氨酸的序列有时会导致蛋白质内部错误的二硫键形成，从而扰乱蛋白质结构。

3）金属离子介导的肽标签：金属离子介导的荧光标记是利用缺电子金属离子和富电子配体之间的相互作用进行多肽标记。这类多肽标签的代表是 His6 标签，它与 Ni^{2+}－氮三乙酸（Ni^{2+}－NTA）结合，最初被用作蛋白质纯化的亲和标签（图 4－6b）。由于金属离子和配体之间相互作用的非共价性质，高结合亲和力对于实现稳定的蛋白质标记至关重要。为了增强结合亲和力和稳定性，研究者开发了具有 2～4 个 NTA 结构单元的多价复合物。

a.带有FlAsH的四半胱氨酸标签蛋白

b.具有荧光团偶联的Fl-trisNTA的His6标签蛋白

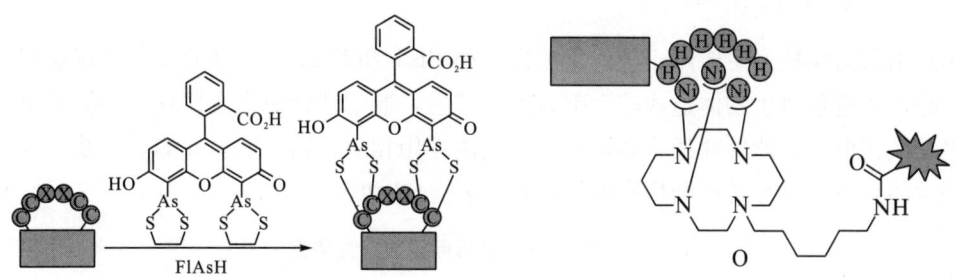

图 4－6　小分子结合肽标签标记举例

4）酶催化肽标签：酶具有反应速度快、底物特异性高、反应条件温和等特点。例如，大肠埃希菌来源的生物素连接酶（Bir A）促进生物素与 AP 标签中的 Lys 残基的 ATP 依赖性结合。Bir A 酶可以含有酮基、炔基或叠氮基团等官能团的生物素衍生物作

为底物。连接在肽标签上的生物素衍生物中的报告基团通过生物正交反应与荧光团结合，实现对目标蛋白的荧光标记。大肠埃希菌的硫辛酸连接酶（Lpl A）与 Bir A 兼容，催化硫辛酸与 LAP 标签内的 Lys 残基的 ATP 依赖性连接。该酶可以接受具有不同报告单元的硫辛酸衍生物，如炔基、叠氮基、反式环辛烯、芳香醛和芳基肼基团；可以利用带有荧光基团的物质作为底物，实现对蛋白质的一步荧光标记。

5）基于自标记酶的荧光标记：利用自标记酶（SLE）衍生物目标蛋白进行标记，是一种融合蛋白的基因编码标记方法。在这些标记方法中，目标蛋白被融合到与合成底物特异性结合的酶衍生物中。这些底物在活性位点上作为相应酶的抑制剂，并被荧光团或标签修饰，如生物素和荧光素。

第四节 放射标记

放射性核素的引入是探针放射性标记过程中的核心步骤。通过精确的标记过程将放射性核素引入探针中，赋予探针强大的放射信号，使其在诊断和治疗中表现出极高的灵敏度和特异性。无论是在肿瘤的早期检测、核医学成像还是分子诊断方面，放射性探针标记都能实现对目标分子的精确追踪和定量检测。

一、医用放射性核素的分类

能自发发生放射性核衰变，并发射放射性射线（α粒子、β粒子、X射线）的核素统称为放射性核素，也称为不稳定核素。医用放射性核素根据其用途可以分为诊断用放射性核素和治疗用放射性核素，根据其衰变类型和能量可分为α粒子、β粒子发射体等，根据其来源分为通过核反应堆、放射性核素发生器或回旋加速器等制备的核素。

（一）诊断用放射性核素

诊断用放射性核素主要用于核医学成像，如 PET 和 SPECT。这类核素多被应用于体内示踪，为避免对生物体造成较大剂量的内照射，通常选择短半衰期核素，辐射类型为γ射线或正电子，能够穿透人体组织，且电离作用相对较弱，能被探测器捕获，实现体内图像的重建。常见的诊断用放射性核素见表 4-2 和表 4-3。

表 4-2 常用于 PET 的诊断用放射性核素

核素名称	核素符号	半衰期	衰变类型	最大能量（MeV）
碳-11	^{11}C	20.4 分钟	$β^+$	0.97
氮-13	^{13}N	9.97 分钟	$β^+$	1.19
氧-15	^{15}O	122 秒	$β^+$	1.72
氟-18	^{18}F	109.8 分钟	$β^+$	0.649

续表4-2

核素名称	核素符号	半衰期	衰变类型	最大能量（MeV）
铜-64	^{64}Cu	12.7 小时	β^+，EC	0.653
镓-68	^{68}Ga	68 分钟	β^+，EC	0.82
铷-82	^{82}Rb	1.25 分钟	β^+，EC	3.15

表 4-3 常用于 SPECT 的诊断用放射性核素

核素名称	核素符号	半衰期	衰变类型	最大能量（MeV）
镓-67	^{67}Ga	3.26 天	EC	0.3
锝-99m	^{99m}Tc	6.02 小时	IT	0.14
碘-123	^{123}I	13.2 小时	γ，EC	0.159
碘-125	^{125}I	60 天	γ，EC	0.035
铊-201	^{201}Tl	73 小时	EC	0.167

注：β^+衰变，原子核发射正电子和中微子的放射性衰变；EC衰变，电子俘获（Electron Capture，EC）衰变；IT衰变，同质异能跃迁（Isomeric Transition，IT）衰变。

（二）治疗用放射性核素

治疗用放射性核素主要用于靶向放射性治疗，通过将放射性核素与药物或抗体结合，靶向特定的病变组织或细胞，实现局部辐射治疗。治疗用放射性核素所发出的射线具有较强的辐射电离作用和生物效应，同时穿透力应较弱，既能有效地破坏病变组织，又不会对相邻的正常组织或器官造成辐射损伤。通常选用发射α、β射线或中子，不发射或少发射γ射线和 X 射线的放射性核素，但射线能量不宜过大，以免射程长而损伤周围组织。此外，半衰期应适宜，以维持一段持续作用的时间。

1) 发射α射线的核素：^{211}At（砹）、^{212}Bi（铋）、^{223}Ra（镭）和^{225}Ac（锕）等。

2) 发射β射线的核素：^{131}I（碘）、^{89}Sr（锶）、^{90}Y（钇）等。

3) 通过电子俘获或内转换发射俄歇电子或内转换电子：它们在生物组织内射程多为 10nm，只有当放射性核素衰变位置靠近 DNA 时才能发挥治疗作用。如碘-125 衰变位置在 DNA 附近的疗效比在细胞膜上杀死细胞高 300 倍。放射性药物在细胞内的定位，是治疗效果的决定因素。

常用的治疗用放射性核素见表 4-4、表 4-5、表 4-6。

表 4-4 常用治疗用发射α射线的放射性核素

核素名称	半衰期	最大能量（MeV）	应用
砹-211	7.21 小时	6.79	白血病、脑内肿瘤、神经胶质瘤、卵巢癌
铋-212	1.01 小时	7.8	淋巴癌、白血病、结肠癌、成骨肉瘤
铋-213	0.76 小时	8.32	白血病、脑内肿瘤

续表4-4

核素名称	半衰期	最大能量（MeV）	应用
镭－223	11.4 天	5.70	乳腺癌、前列腺癌、骨转移瘤
锕－225	10.0 天	6.83	急性髓性白血病

表4-5 常用治疗用发射β射线的放射性核素

核素名称	半衰期	最大能量（keV）	应用
镥－177	6.71 天	497	骨转移瘤、放射免疫治疗
铜－67	2.58 天	575	膀胱癌、淋巴瘤、结肠癌
碘－131	8.04 天	606	甲亢、甲状腺癌、淋巴瘤
铼－186	3.78 天	1077	骨转移瘤、关节炎、肝癌
锶－89	50.5 天	1491	前列腺癌、骨癌
磷－32	14.3 天	1710	转移性骨瘤、卵巢癌、血管瘤
钇－90	2.67 天	2284	肝癌、复发性淋巴瘤、神经内分泌肿瘤

表4-6 常用治疗用发射俄歇电子的放射性核素

核素名称	半衰期	最大能量（keV）	应用
镓－67	3.26 天	388	淋巴瘤、支气管癌
锝－99m	6.01 小时	140	风湿性关节炎
铟－111	2.83 天	247	转移性内分泌肿瘤
碘－123	13.20 小时	159	嗜铬细胞瘤、甲状腺转移瘤
铊－201	3.04 天	167	骨肉瘤、淋巴瘤
碘－125	60.14 天	35	前列腺癌、脑内肿瘤

二、放射性核素的计量单位和计量方法

（一）计量单位

1. 放射性活度

放射性活度（Radioactivity）是放射性核素的基本计量单位。定义为单位时间内发生核衰变的次数。放射性活度的国际制单位为贝克勒尔（Becquerel，Bq），1Bq＝每秒发生 1 次核衰变。衍生单位有千贝克（kBq）、兆贝克（MBq）、吉贝克（GBq）等。$1GBq=10^3 MBq=10^6 kBq=10^9 Bq$。另一常用单位为居里（Curie，Ci）。常用单位居里与国际制单位贝克勒尔的转换关系是 $1Ci=3.7×10^{10} Bq$。常用的子单位包括毫居里（mCi）和微居里（μCi）。$1Ci=10^3 mCi=10^6 μCi$。

2. 比活度

比活度指某一种放射性核素的元素或其化合物的单位质量的放射性活度,单位为 Bq/g 或 Bq/mol。

3. 放射性浓度

放射性浓度指单位体积溶液内含有的放射性活度,单位为 Bq/L。

(二)计量方法

1. 闪烁计数法

闪烁计数法利用闪烁探测器测量放射性核素发射的辐射。闪烁探测器由闪烁晶体(如碘化钠晶体)和光电倍增管组成。放射性核素发射的 γ 射线或 β 射线进入闪烁晶体时,会引起晶体发光,产生光子。光子被光电倍增管探测后,转化为电信号,并通过计数系统记录下来。这种方法广泛用于放射性样品的 γ 射线计量。

2. 气体电离法

气体电离法的检测原理是基于放射性核素发射的辐射使气体(如氩气或氖气)电离,产生电信号。这种方法常用于 α 射线和 β 射线的计量。

3. 半导体探测法

半导体探测法利用半导体材料(如锗或硅)对放射性核素发射的辐射进行探测。这种方法具有高分辨率,常用于精确测量 γ 射线和 X 射线的能量谱。

4. 液闪计数法

液闪计数法是利用液体闪烁体(如液态有机化合物)与放射性样品混合,检测和计量 β 射线或低能 γ 射线。

三、放射性核素的标记方法

放射性核素标记的核心是将放射性核素与目标分子(如药物、抗体、蛋白质等)结合,使得该分子在体内或体外的行为可通过放射性探测器实时监测。常用的标记方法有以下几种。

(一)同位素交换法

1. 基本原理

同位素交换法(Isotope Exchange Method)是标记化合物分子中一个或几个原子被具有不同质量数的同种原子的放射性核素所置换的标记方法。其反应如下:

$$AX+BX^* \rightarrow AX^* +BX \quad (\text{*表示该核素具有放射性}) \quad (式4-1)$$

AX 与 BX* 混合,在特定条件下发生同位素交换反应。除了同位素效应不同外,X 与 X* 的理化和生物学性质是相同的。交换反应是可逆反应,可通过调节反应条件(温度、pH值等）和加入催化剂控制反应的进行。利用同位素交换法制备标记化合物不需要前体，方法简便、易于操作，适宜于稀有、结构复杂的有机化合物的标记，在改善反应条件后，可提高放射性核素利用率和产物的放射性比活度。但总体来说，较难得到高比活度的产品，稳定性也较差。同位素交换法常用于放射性I、P、S的标记。

2. 优点和缺点

1) 优点。

（1）同位素交换通常不会改变药物的化学性质，因此标记的药物保留了原有的生物活性。

（2）该方法适用于多种有机分子，包括小分子药物、核苷酸、氨基酸等。

（3）由于同位素交换后的分子结构几乎未变，因此标记物通常具有很好的化学稳定性。

2) 缺点。

（1）在复杂分子中选择合适的替换位点可能具有挑战性，尤其是当分子结构较为复杂时。

（2）某些放射性同位素的引入可能需要复杂的合成步骤和严格的实验条件，增加实验难度和成本。

（3）放射性同位素的使用涉及辐射安全问题，需在专门的实验设施中操作，并严格遵守辐射防护规定。

（二）生物合成法

生物合成法（Biosynthesis Method）是指在活体内或试管中，利用动物、植物或微生物的代谢过程或生物酶的活性，将放射性核素引入需要的分子上的技术。本法主要用于氨基酸类物质的合成，可合成一些结构复杂、具有生物活性而又难以用化学合成法制备的放射性标记化合物。如用于胰腺显像的 ^{75}Se（硒）甲硫氨酸曾以生物合成法制备。但是用生物合成法得到的标记化合物成分复杂，放射性核素的利用率相对较低，现已少用。生物合成法包括全生物合成和酶促合成等方法。

（三）化学标记法

化学标记法是利用化学反应将放射性同位素直接引入目标生物分子中的方法，是制备放射性药物最经典的方法。原则上凡能用化学合成法制备的化合物也可用相同的方法制备标记化合物，两者原理相近，但也有差别。不同之处在于：①合成的路线可能不同；②合成所需要的前体常需自行合成；③需要考虑放射性核素标记的位置等因素。常见的化学标记法包括直接标记法和间接标记法两种。

1. 直接标记法

1) 基本原理：直接标记法是指放射性同位素与标记前体（Precursor）发生化学反应，直接将核素偶联到目标生物分子上，与目标分子形成稳定化学键的过程。这种方法不需要复杂的中介分子或间接反应，标记物通过化学键与药物分子直接结合。常用的放射性核素包括碘-131、锝-99m等，它们可以通过简单的化学反应与药物中的某些功能团（如氨基、羟基、巯基）直接结合。

2) 优点。

(1) 直接标记法通常操作简便，反应条件温和，适合大规模制备标记药物。

(2) 由于标记物直接与药物分子结合，标记效率较高，不需要复杂的中介物质或多步合成过程。

(3) 该方法适用于多种药物分子，包括小分子药物和生物大分子，如蛋白质、抗体和多肽。

3) 缺点。

(1) 直接标记可能影响药物的化学结构和生物活性，特别是当标记位点处于药物的活性中心或与靶点相互作用的关键区域时。

(2) 并非所有分子都具备适合的功能团进行直接标记，这可能限制该方法的应用范围。

(3) 某些放射性核素可能在特定条件下不够稳定，导致标记物的解离或药物效力的降低。

2. 间接标记法

1) 基本原理：通过将放射性核素预先标记到一个活性中间体上，再与目标分子发生特异性反应，从而将放射性同位素引入目标分子的过程。与直接标记法不同，间接标记法采用的中介分子通常具有特定的化学功能团，这些功能团能够与药物分子的特定位点反应，从而实现标记。这种方法可以避免直接标记法可能带来的药物活性或结构的显著改变。常用的中介分子包括生物素-链霉亲和素系统、络合剂［如DOTA（1,4,7,10-四氮杂环十二烷四乙酸）、DTPA（二乙烯三胺五乙酸）］等。

2) 优点。

(1) 通过使用中介分子，间接标记法可以在不显著改变药物结构或活性的情况下实现标记。

(2) 中介分子或连接臂的使用增加了标记的多样性和灵活性，能够适应不同类型的药物分子。

(3) 间接标记法允许在同一分子上结合多个功能，同时实现标记和靶向递送。

3) 缺点。

(1) 由于涉及多个步骤，间接标记法通常比直接标记法更加复杂，可能需要更多的优化工作。

(2) 由于中介分子的存在，标记效率可能会受到影响，特别是在多步骤反应中。

(3) 虽然中介分子通常设计为中性或非干扰性，但在某些情况下可能仍会影响药物的生物活性或分布。

考虑到标记过程中放射性核素的辐射和衰变，为提升标记效率，在标记前体的构造中通常优先选择直接标记法。然而对于部分生物活性分子如蛋白、抗体等，无法在较为苛刻的化学条件下进行直接标记，则选择间接标记法，如高效的生物正交反应常被用于分子的间接标记。

（四）络合法

1. 基本原理

络合法是通过络合剂与放射性同位素金属离子组成复杂的离子或分子络合物，从而得到放射性探针的一种方法。大部分络合法是将放射性核素以配位键的形式络合到被标记的分子中，被标记分子本身并不含所用放射性核素的同位素。双功能络合剂法也属于此类，其特点是先把某种双功能络合剂络合在被标记的分子上，再将放射性核素标记到络合剂上，形成"放射性核素-整合剂-被标记物"复合物。此种方法大多用于标记多肽、单克隆抗体等，在各种放射性核素特别是放射性金属离子中广泛使用，是制备放射性核素探针的常用方法。络合剂是一类多齿配体，它可以与金属离子形成稳定的环状配合物，从而将金属离子"络合"在药物分子上。常见的络合剂包括 DOTA、DTPA、NOTA（1,4,7-三氮杂环壬烷三乙酸）等。常用的放射性同位素包括锝-99m、镓-68、铜-64、铟-111等。

2. 优点和缺点

1) 优点。

（1）络合剂与金属离子形成的络合物非常稳定，能够在体内生理条件下保持放射性同位素不脱落，确保药物的靶向性和成像效果。

（2）络合法适用于多种放射性同位素和药物分子，特别适合用于含有金属离子的药物或需要金属离子的诊断与治疗。

（3）通过选择合适的络合剂，可以实现高效且特异性强的标记反应。

2) 缺点。

（1）络合剂的合成和与药物的连接可能涉及多步骤反应，增加了制备的复杂性。

（2）络合剂的引入可能影响药物的生物活性或药代动力学特性，需要精心设计和验证。

（3）某些络合剂和放射性同位素的成本较高，可能限制其在某些研究中的广泛应用。

（4）对试剂浓度、pH值、离子强度等反应条件极其敏感。

（五）其他制备方法

除以上常用制备方法外，还有以下一些应用较少的方法。

1) 热原子反冲标记法：利用核反应过程中产生的高动能反冲热原子与被标记化合物结合的方法。

2) 加速离子标记法：在电场中加速放射性核素或其化合物经电离形成的离子，使该离子达到一定的能量，轰击被标记化合物的方法。

3) 辐射合成法：利用辐射源照射有机化合物可分解产生多种自由基，引起原子和分子跃迁，从而获得一系列标记化合物的方法。

四、放射性核素的标记方法示例

(一)^{11}C

^{11}C能有效地标记多种生物、天然或合成的有机分子，且不需要引入其他原子，只是将分子内某个碳替换为^{11}C，最大限度地保留了原分子的结构性质特性。这种标记通常是通过引入^{11}C－碘甲烷进行，使用^{11}C－二氧化碳、^{11}C－一氧化碳、^{11}C－氰化物等引入^{11}C的方法也不断地被开发出来。这些方法极大地推动了新型PET示踪剂的研发，为临床研究提供了重要工具。

1. ^{11}C－胆碱（^{11}C－Choline）

以下是制备^{11}C－胆碱的一般过程：

1) ^{11}C－CO_2的合成：使用N_2/O_2混合气体，通过回旋加速器的$^{14}N(p,\alpha)^{11}C$核反应，得到^{11}C－CO_2。

2) ^{11}C－CH_3I的合成：将上一步得到的^{11}C－CO_2通入加有四氢呋喃（THF）和四氢铝锂（$LiAlH_4$）的反应瓶中，将^{11}C－CO_2还原成^{11}C－CH_3OLi，之后从混合物中蒸发除去THF，向反应瓶中加入57%的氢碘酸（HI）溶液，与^{11}C－CH_3OLi反应形成^{11}C－CH_3I。

3) ^{11}C－胆碱的合成：将^{11}C－CH_3I通过恒定的氮气流（比如：10mL/min）输送到含有前体二甲氨基乙醇（DMAE）的二甲基甲酰胺（DMF）溶液中。在室温条件下，^{11}C－CH_3I与DMAE发生反应，生成^{11}C－胆碱。

^{11}C－胆碱的核素标记见图4－7。

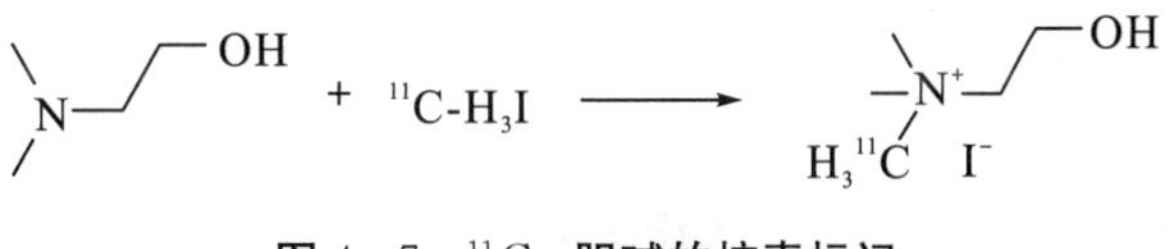

图4－7　^{11}C－胆碱的核素标记

2. ^{11}C－阿司匹林

阿司匹林是一种广泛使用的非甾体抗炎药，具有解热镇痛、抗炎、抗血栓等多种药理作用，因此通过放射性标记来研究其药代动力学很有价值。^{11}C－CO也是一种常见的提供^{11}C的原料，下面是一种^{11}C－阿司匹林的标记方法：使用硼酸盐前体，^{11}C－CO作为^{11}C的来源，通过Pd介导实现^{11}C－阿司匹林的标记（图4－8）。

^{11}C－阿司匹林的核素标记见图4－8。

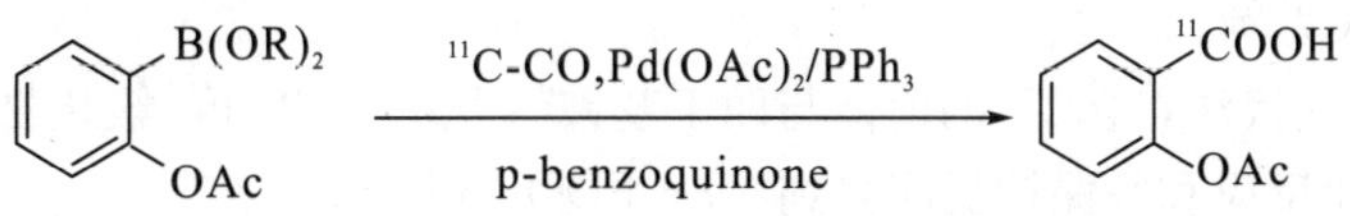

图4－8　^{11}C－阿司匹林的核素标记

(二)^{18}F

^{18}F是一种在PET中应用非常广泛的放射性核素。^{18}F至少有20种制备方式,其中最常用的方式是使用$H_2^{18}O$的$^{18}O(p,n)^{18}F$核反应得到^{18}F($^{18}F_2$或$^{18}F^-$等,形式与所用的靶原料有关)。与^{11}C相比,^{18}F的优点在于其半衰期相对适宜,能接受进行多步合成步骤,而且可以接受在一定范围内的运输(比如,运输到没有回旋加速器但拥有PET设备处使用),这使得^{18}F成为开发新型放射性追踪剂的理想选择。在近年来的研究中,^{18}F标记化合物的合成方法不断发展,这些新的合成方法为设计和生成具有特定生物性质的氟化合物提供了更多的可能性,并有效地推动了PET成像技术的发展。

1. ^{18}F-FDG(2-脱氧-2-^{18}F-氟-D-葡萄糖)

^{18}F-FDG的合成方法包括亲电氟化、亲核氟化和酶促氟化,其中亲核氟化是目前最主要的方法。亲核氟化制备^{18}F-FDG的反应机理为SN_2反应,此法不仅可以获得高比活度的^{18}F-FDG,而且可以避免产生^{18}F-FDM,得到立体专一性产物。以下是制备^{18}F-FDG的一般过程:

1) 富集、洗脱并干燥^{18}F$^-$。^{18}F$^-$存在于轰击后的靶水中,一般通过离子交换树脂来对^{18}F$^-$进行富集,一般采用一定比例的穴醚K_{222}及碱(如K_2CO_3等)的乙腈水溶液把^{18}F$^-$洗脱到反应管里,并通过多次乙腈共沸进行干燥。

2) 含保护基团的^{18}F-FDG的亲核标记。将前体1,3,4,6-四乙酰基-2-三氟甘露糖的乙腈溶液加入含^{18}F$^-$的反应管中,在高温(100℃)下反应一段时间,三氟甲磺酰基(-OTf)离去并连接上^{18}F,从而得到乙酰化氟化葡萄糖(2-氟-1,3,4,6-四-O-乙酰-D-葡萄糖)。

3) 保护基团的水解。将上步反应混合物蒸干溶液后冷却,然后加入一定浓度的氢氧化钠溶液进行碱催化水解,得到^{18}F-FDG。最终产物需经过固相萃取柱等进一步纯化。

^{18}F-FDG的经典制备流程见图4-9。

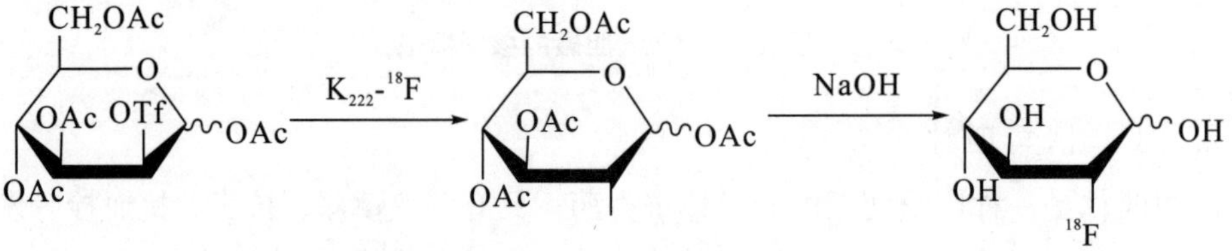

图4-9 ^{18}F-FDG的经典制备流程

2. ^{18}F-FDOPA(3,4-二羟基-6-^{18}F-氟-L-苯丙氨酸)

除亲核取代反应外,^{18}F探针的构建也可采用同位素交换法、亲电取代法等,这里以^{18}F-FDOPA为例。

1) 同位素交换法:含^{19}F的前体与四丁基铵(TBA)的^{18}F-氟化物发生氟交换后,再依次通过氧化反应和脱保护反应得到^{18}F-FDOPA。

2) 亲电取代法:为了克服同位素交换方法的低放射化学产率和区域选择性,研究者开发出亲电取代的方式，通过脱三甲基锡的亲电取代反应，再脱保护基得到^{18}F-FDOPA。

3）亲核取代法：基于亲核取代的原理，通过脱硝基再经过两步反应得到^{18}F-FDOPA 。

4）金属介导的芳烃放射性氟化法：虽然同属亲核取代反应，但是通过金属介导的亲核取代方式给^{18}F-FDOPA 的合成带来了更多可能性，通过使用 Cu 催化剂实现了“一锅法”合成。

^{18}F-FDOPA 的制备见图 4-10。

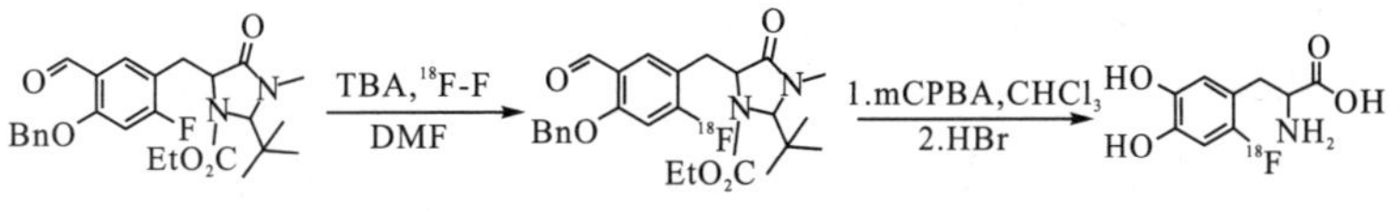

a.同位素交换法

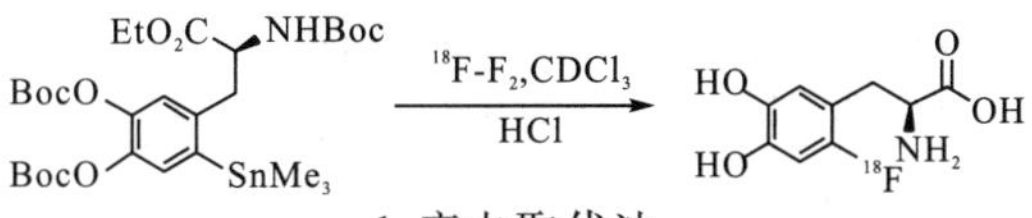

b.亲电取代法

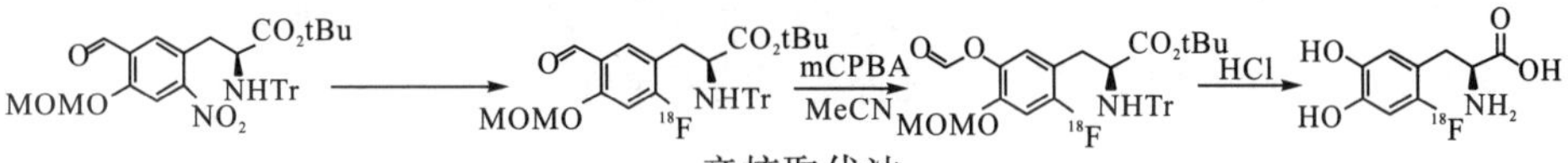

c.亲核取代法

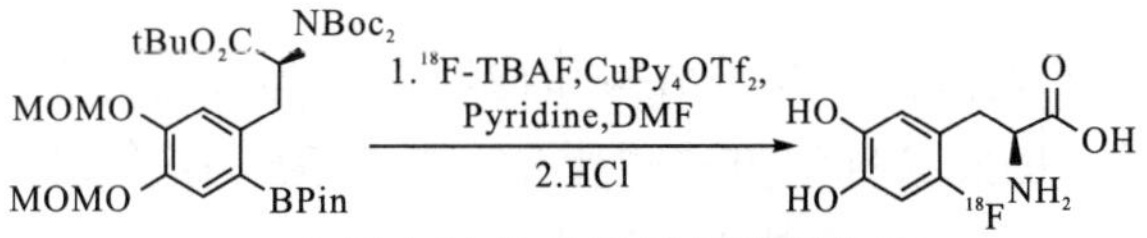

d.金属介导的芳烃放射性氟化法

图 4-10　^{18}F-FDOPA **的制备**

（三）^{64}Cu、^{68}Ga、^{177}Lu

采用络合法，即使用已经与靶向端连接好的络合剂（如 DOTA、NOTA 等）与金属配位形成“放射性金属离子-络合剂-靶向分子”复合物的标记方式。以^{68}Ga-DOTATATE 为例介绍标记的一般过程：

1）放射性金属离子的获得：通过锗镓发生器/回旋加速器获得^{68}Ga 的盐酸溶液。

2）pH 调节：通过使用醋酸钠/甲酸铵等弱碱性无机盐将^{68}Ga 的盐酸溶液 pH 值调节至适宜范围。

3）^{68}Ga 的络合：将上一步的溶液转移至预装有 DOTATATE 和抗坏血酸溶液的反应器中，加热反应一段时间，即得到^{68}Ga-DOTATATE。后续还需进行一定的检测及纯化。

（四）^{90}Y、^{111}In

标记方式与^{64}Cu、^{68}Ga、^{177}Lu 等类似，同样采用络合法，但这两种元素常用的络合剂为 DTPA；或者直接跟含配位基团发生络合，形成六配位络合物。

（五）^{99m}Tc

含^{99m}Tc 的探针是临床上应用最为广泛的 SPECT 探针，且许多^{99m}Tc 标记的配套药盒已经被开发出来，使用时只需要加入定量 Na^{99m}TcO$_4$ 洗脱液即可得到。^{99m}Tc 的标记方法如下：

1）直接标记法：通过还原剂（如氯化锡、酒石酸亚锡）将正 7 价^{99m}Tc 还原至低价态，随后与配体络合，形成放射性药物。此法对 pH 值和还原剂的用量要求严格，氯化亚锡量过多或过少，都会影响反应的稳定性及放射化学纯度。

2）配体交换法：在酸性条件下，先用弱配体（如 EDTA）与^{99m}Tc 形成弱配位络合物，然后用更强的配体（如 DTPA）替换弱配体，以稳定最终标记产物。此方法适合需在碱性或中性条件下标记的化合物，如在生物活性分子标记中，先以 EDTA 作为中间配体后再用 DTPA 完成标记，防止^{99m}Tc-Sn 胶体的形成。

3）间接标记法：适用于不含络合基团的蛋白质或多肽分子。通过双功能螯合剂如 MAG、肼基联氨基烟酰胺（HYNIC）、EDTA、DTPA 等，将^{99m}Tc 与蛋白质连接。例如，DOTA 可将^{99m}Tc 和多肽偶联，用于小分子多肽的标记。双功能螯合剂的一端连接蛋白或多肽，另一端与^{99m}Tc 络合，确保标记的稳定性。

（六）^{123}I、^{125}I、^{131}I、^{211}At

I 和 At 在元素周期表位置、电子结构和物理性质等方面都较为接近，化学性质上表现出明显的相似性。因此其标记方法也类似，故归为一类介绍。以 ^{123}I/^{125}I/^{131}I 间碘苄胍（MIBG）为例，常见标记方法有如下两种：

1）同位素交换法：将 MIBG、硫酸铵、冰醋酸和新鲜制备的无氧五水硫酸铜水溶液加入反应瓶中，氮气吹扫。之后加入^{131}I-碘化钠溶液，在 160℃下加热一定时间。冷却反应混合物后，将所得光泽残留固体复溶于乙酸钠水溶液中即得^{131}I-MIBG，再进行纯化和鉴定。该方法混有冷的 I-MIBG，比活度较低。

2）亲电取代法：用氯胺 T 做氧化剂，将^{131}I-碘化钠氧化成碘分子和正一价离子，通过亲电反应脱三甲基锡并标记上^{131}I，再经过三氟乙酸对 Boc 保护基的水解，最终得到高比活度的^{131}I-MIBG。

（七）其他放射性元素

用于构建放射性药物的核素还有^{13}N、^{15}O、^{82}Ru、^{89}Sr、^{223}Ra、^{153}Sm、^{103}Pd、^{201}T、^{133}Xe 等，因涉及药物较少，故不一一讨论。一般来说，对于金属类放射性核素，常采用该金属的无机盐或者通过络合法得到相应的络合物。

（陈伟）

第五章 分子影像学实验室常用技术

第一节 放射性同位素示踪技术

一、概述

放射性同位素示踪技术是利用放射性同位素作为标记物追踪物质在生物体系中运动的技术。放射性同位素具有不稳定的核，因此会自发地发射放射性粒子，这些粒子可以被检测设备捕捉到，从而定位同位素并间接确定标记物的位置和行为。这一方法被广泛用于药学、生物学和医学研究，成为研究物质代谢、药物分布和生理功能的强大工具。放射性同位素示踪技术作为一种高灵敏度、高特异度的分析工具，在药学、生物学、医学及农业科学等领域广泛应用。通过精确追踪放射性同位素示踪剂在生物体系中的运动和分布，可以揭示复杂的生物代谢途径、分子动态行为、药物代谢机制以及环境污染物的传输和降解过程。

二、基本原理

放射性同位素示踪技术的基本原理：通过化学合成或同位素交换反应，将放射性同位素（如氚、碳-14、磷-32、硫-35等）标记到目标分子上。标记分子的选择需要考虑其化学性质、生物活性和放射性同位素的特点。同位素示踪剂通常因同位素种类的不同，分为稳定同位素示踪剂和放射性同位素示踪剂。稳定同位素示踪剂只涉及非放射性同位素，通常依赖质量的差异进行分辨。理论上，任何具有两个稳定同位素的元素都可以用作同位素示踪剂。然而，最常用的稳定同位素示踪剂只涉及相对轻的同位素，因为这些同位素很容易分离开来。放射性同位素示踪剂则使用可发生放射性衰变的同位素。

放射性衰变和辐射检测：在同位素标记技术中，检测同位素标记的方法有很多种。可以使用质谱检测不同同位素的质量差异，红外光谱可以用于检测同位素原子的振动模式，核磁共振技术则可以用于分辨原子的磁旋比，放射性衰变则一般通过电离室或者放射性显影检测。利用放射性同位素的自然衰变特性，发射的辐射（α射线、β射线、γ射线）可以被专门的检测设备（如液体闪烁计数器、γ计数器等）检测，从而追踪放射性标记化合物在生物体系中的分布和运动。

定量分析和图像化：通过辐射计数和成像设备，可以得到物质在生物体内的动态变化，进一步定量分析放射性示踪剂的浓度和分布，从而揭示其在不同病理生理条件下的动态变化。

三、步骤

放射性同位素示踪技术的步骤如下，需要严格按照科学规范操作，以确保结果准确可靠。

（一）同位素选择和标记

选择合适的放射性同位素：根据实验目标选择合适的放射性同位素。常用的同位素包括氚（^3H）、碳-14（^{14}C）、磷-32（^{32}P）、硫-35（^{35}S）和碘-131（^{131}I）等。^3H 常用于核酸和蛋白质合成研究，因其β射线能量低，穿透力弱，对生物样品破坏小。^{14}C 常用于生物代谢研究，因其半衰期长（约5730年），适用于长期实验。^{32}P 和 ^{35}S 分别在核酸和蛋白质标记中被广泛应用。^{131}I 因与特定器官具有强亲和性，用于甲状腺功能研究。将放射性同位素通过化学合成或同位素交换反应标记到目标分子，这一步骤需要实现高效的标记率，同时尽量保持目标分子的生物活性。

（二）样品制备和处理

1）准备生物样品：根据实验设计，准备适合的生物样品（如细胞培养、动物模型或组织样品）。

2）同位素示踪剂的引入：通过注射、灌胃或细胞培养基中加入等方式，将标记好的放射性同位素示踪剂引入生物样品中。过程中需要控制同位素示踪剂的剂量，保证实验结果的可靠性和安全性。

（三）放射性检测

1）样品采集和处理：在不同时间点收集生物样品（如血液、尿液、组织等），进行预处理（如离心、提取、纯化等），以便于后续的放射性检测。

2）计数和成像：使用放射性计数器（如液体闪烁计数器）或放射自显影（Autoradiography）技术，检测样品中放射性同位素的含量。通过接触X光胶片或特殊的感光板，可以获取放射性同位素在生物样品中的分布图像。

3）数据分析和解释。

4）定量分析：对获得的数据进行统计分析，计算放射性同位素在不同时间点和不同组织中的浓度，绘制动力学曲线。

5）图像分析：对放射自显影图像进行分析，确定放射性同位素在组织或细胞中的分布，解释其在生物体内的运动路径和代谢途径。

四、优点

放射性同位素示踪技术具有以下优点：

1) 同一性：对于任何一种元素的各种同位素，可认为其物理化学性质相同。
2) 特异性：放射性同位素衰变时放出射线是这类示踪物质的特有性质，不受系统中其他物质与条件的影响和干扰。
3) 灵敏性：根据所用放射性同位素，其检测灵敏度可达 10^{-14} g/L 或更低。
4) 简便性：放射性示踪不必经过复杂的分离纯化步骤便可直接获得示踪信息。

第二节 放射自显影

一、概述

放射自显影是指已结合放射标记探针的分子或组织通过感光材料（如 X 光胶片）曝光、显影、定影获得金属银颗粒图像的实验技术，结合了放射性同位素标记和影像技术，能在细胞、组织甚至整个生物体内精确定位放射性化合物，是定性、定量分析与探针结合的靶分子含量及其在组织中分布的经典方法。

二、基本原理

利用放射性同位素标记的化合物，在生物体系中进行动态追踪并最终固化在感光材料上，通过显影处理得到放射性分布图像。其背后的物理基础是离子化辐射（如 α 粒子、β 粒子和 γ 射线）作用于感光材料，使其发生感光反应。

（一）放射性同位素标记

将放射性同位素标记在特定的分子探针上（如 DNA、RNA、蛋白质和药物分子），使其在生物体系中进行特异性靶向结合。

（二）感光材料

放射自显影常用的感光材料是含有细微的氯化银微晶的 X 光胶片或磷光物质的电子成像板。放射性同位素的辐射在上述材料上触发感光反应，形成潜影。通过类似传统摄影技术的显影和定影步骤，将潜影转化为可见影像。

（三）定量全身放射自显影

定量全身放射自显影（Quantitative Whole-body Autoradiography，QWBA）是近

年来新发展起来的、借助快速冰冻和超薄切片等特殊技术的一种新型放射自显影技术。这项技术可提供分辨率≤5μm的动物全身性药物分布信息。

三、步骤

（一）核素标记探针的结合

选择合适的放射性同位素标记化合物，如放射性氨基酸、核苷酸或小分子药物。确保标记的特异性和高放射比活度。

通过注射、灌胃或培养基添加等方式，将标记化合物引入生物样品。之后在合适时间点取样，确保标记化合物在靶点部位的充分积累。

（二）样品制备

可选择细胞培养物、组织切片或整个生物体作为研究对象，这取决于研究目的和靶点分子的性质。取组织样品，经过固定（如甲醛固定）和脱水（如乙醇梯度脱水）处理后，包埋（如石蜡包埋或冷冻包埋）固化。使用切片机对组织样品进行切片（通常为4~10μm厚），将样品切片贴附于玻片固定后，将感光材料（X光胶片或磷屏）的感光面紧密覆盖在样品切片上。

将动物深度麻醉处死后，使用专用的冷冻固定架固定动物，放入异戊烷/干冰混合物中冷冻后，将5%羧甲基纤维素钠溶液导入预冷的样本架中完全覆盖生物体标本，再转入异戊烷/干冰冷冻槽中冷冻30~60分钟。需使用专用大型冷冻切片机对冻块进行整体切片，切片厚度不低于20μm。将切片脱水干燥后，将感光材料（X光胶片或磷屏）的感光面紧密覆盖在样品切片上。

（三）放射性曝光

将带有放射性标记物的样品与感光材料紧贴，一同置于黑暗密闭容器内，防止环境中散射光干扰。曝光时间通常需要数小时乃至几天，这一时间需要根据所用分子探针放射性活度和亲和力摸索，直至达到最佳显影效果。为了保证感光材料不被污染，通常将放射标记样品用塑料薄膜包裹。对于^{3}H标记的放射性样品，需要特殊型号感光材料，并且标记样品（如组织切片）和感光材料的感应面要紧压在一起。

（四）数据分析

放射性曝光完毕后，将激发后的感光材料放入同位素影像分析仪中读取信号，使用扫描仪或光密度计（Densitometer）采集显影后的自显影图像。通过专用软件进行图像处理和量化分析，如灰度分析、面积测量和活性计算。

基于已知放射性强度和感光材料反应得到"放射性活度-灰度值"标准曲线，在标准曲线的帮助下，将图像上的灰度值转化为放射性浓度或活性，可进行相对定量分析。结合样品处理步骤和实验设计，解读放射性化合物在生物体系中的分布和动态变化。放射自显影后的图像反映了放射性化合物在生物体系中的分布和浓度，灰度值（Optical Density）与放射性强度成正比。通过分析这些图像，可揭示靶点分子的生物分布、代谢路径和功能机制。

四、优点和局限性

（一）优点

1）高灵敏度和高分辨率：放射自显影能够检测极低丰度的放射性信号，提供高灵敏度的检测结果。该技术能提供细胞和组织水平的高分辨率影像，揭示细胞内和组织间的精细分布。

2）定量性强：通过光密度计或图像软件，可以对放射性强度进行定量分析，获得准确的定量数据。标准曲线的应用进一步提高了定量分析的准确性和可靠性。

3）适用广泛：放射自显影适用于多种标记类型和标记物（如蛋白质、核酸、药物分子等）。

（二）局限性

1）某些放射性同位素半衰期短，需在特定时间窗口内完成实验，具有一定的时间紧迫性。

2）定量分析复杂，不同实验条件和样品处理方式对定量分析结果具有一定影响，需进行标准化操作。

3）并非所有化合物均可方便地进行放射性同位素标记，需考虑标记位点的化学性质和生物活性保留。

第三节　小动物活体光学成像

一、概述

小动物活体成像是指应用影像学方法，对活体状态下的生物过程进行组织、细胞和分子水平的定性和定量研究。活体光学成像常用于皮下移植瘤、原位移植瘤和尾静脉注射转移瘤等动物模型的分子探针研究，主要包括生物发光成像（BLI）和荧光成像（FI），二者的检测设备相同，但技术原理不同（图5-1、表5-1）。

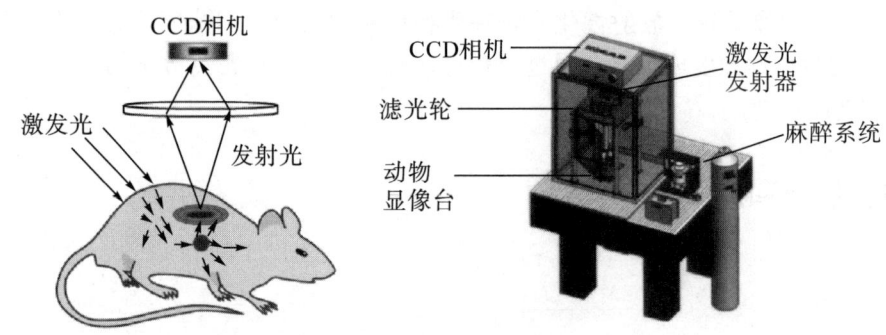

图 5-1 活体荧光成像原理与成像设备示意图

表 5-1 生物发光成像与荧光成像的比较

比较内容	生物发光成像	荧光成像
成像模式	生物发光	荧光
发光原理	酶与底物结合后的自发荧光	需要外源激发光,再产生荧光
可标记探针	病毒、细胞、细菌、转基因动物	药物分子、病毒、细胞、细菌、转基因动物
检测灵敏度	高	略低于生物发光成像
信噪比	背景信号弱,信噪比高	背景信号强,信噪比弱
定量分析	发光强度与检测目标具有较好的线性关系,可进行定量分析	发光强度与检测目标的线性关系不确定,因此主要用于定性分析及半定量分析
检测周期	适合较长期的疾病追踪和深层器官的观察	支持灵活的标记探针选择,瞬时观测实验
应用范围	肿瘤的长期跟踪和药物药效评估、内源性分子靶点物的监测等	药物、细胞在体内的分布、运输和代谢,疾病标记物的靶向监测等

二、技术原理、实验步骤与注意事项

(一) 生物发光成像

1. 技术原理

对于哺乳动物生物发光,一般是将萤火虫荧光素酶(Firefly Luciferase)基因整合到需观察细胞的染色体 DNA 上,以表达荧光素酶,培养出能稳定表达荧光素酶的细胞株,当细胞分裂、转移、分化时,荧光素酶也会得到持续稳定的表达。标记后的荧光素酶只有在活细胞内才会产生发光现象,并且发光强度与标记细胞的数目成线性相关关系。因此,将荧光素酶基因插入特定肿瘤细胞的染色质中,再将该肿瘤细胞转入动物体内可以建立各种包含荧光素酶基因的肿瘤模型,能够让研究者在近无创条件下直接快速观察研究肿瘤细胞的增殖、生长、转移情况。成体鼠、幼鼠及胚胎的区别只在于对可见光的穿透力不同,可见光的组织穿透深度通常在 3~4cm,因此可以看到成体正常老鼠的体内发光。

2. 实验步骤

1）用荧光素酶基因转染肿瘤细胞。

2）筛选阳性克隆、绘制标记物的发光梯度曲线。

3）选择转染率相对高且稳定的一批细胞进行体内实验。

4）麻醉小鼠，注射荧光素酶底物荧光素。荧光素通过腹腔注射或尾部静脉注射进入小鼠体内后，约1分钟即可扩散到小鼠全身。

5）采用专门的CCD相机进行图像采集，根据生物发光所用的报告基因选择滤光片和采集程序。

6）图像二维定量分析：获取荧光图像后，勾画感兴趣区域（Region of Interest, ROI），获得感兴趣区域内的荧光信号强度，可用于定量分析。

3. 注意事项

通过腹腔注射荧光素后约1分钟，小鼠体内的荧光素酶就开始发光，通常10分钟后强度达到稳定的最高点。在最高点通常持续10~25分钟后开始衰减，约两小时后发光全部消失。通常最好的检测时间是在注射后5~30分钟，但建议实验人员在做不同实验模型前绘制连续时间点发光曲线，以确定最高稳值的时间范围。首次使用荧光素酶底物成像，或者更换新品牌的荧光素酶底物，需要进行预实验，观察底物在何时达到显像峰值，从而确定注射荧光素酶底物和成像之间的最佳延迟。然后再将此时间用于所有实验，以便收集标准化的成像数据。

（二）荧光成像

1. 技术原理

相比生物发光成像，荧光成像的标记能力和光学信号更强，是生物医学研究中应用最广泛的活体影像技术。

2. 实验步骤

1）用荧光染料分子对分子探针进行标记。

2）将标记后的分子探针注射入小鼠体内。

3）在需要的时间点，对小鼠进行麻醉，放入成像暗箱平台。

4）采用专门的CCD相机进行图像采集，根据所用的荧光染料分子，选择合适的滤光片和采集程序。

5）图像二维定量分析：获取荧光图像后，勾画感兴趣区域，以获得区域内的荧光信号强度，可用于定量分析。常用的荧光染料包括DIR、DID、Cy5、Cy5.5、Cy7等。

3. 注意事项

光在哺乳动物组织内传播时会被散射和吸收，不同类型的细胞和组织吸收光子的特性并不一样，因此此项技术无法直接定位所标记细胞和基因所在的组织和器官。传统的荧光团，尤其是有机染料，易受到光漂白的影响。这些荧光团的荧光信号在数分钟内的持续激发下明显减弱。在动物体表所捕捉的发光信号只能代表发光的强度和大概的位置。此外，应注意避免生物自发荧光的干扰。

第四节　小动物核医学成像

一、概述

小动物 PET/SPECT 是当今基础医学、生物工程及医药领域的领先技术，通过对小动物（小鼠、大鼠、兔等）进行活体状态下的功能及解剖成像，获得小动物身体状况及药物在小动物体内分布情况的各种数据，能对遗传基因研究、药物临床前筛选等提供先进的技术支持。活体分子显像技术的对比见表 5-2。

表 5-2　活体分子显像技术的对比

显像技术	分辨率	活体内显像深度	探测灵敏度 (mol/L)	显像分子	可监测改变
超声	50μm	~10cm	$10^{-8} \sim 10^{-6}$	微泡	1, 2
光学显像	1mm	~5cm	$10^{-12} \sim 10^{-10}$	荧光基团	2, 3
CT	10~20μm	不限制	$10^{-6} \sim 10^{-3}$	碘造影剂	1, 2
MRI	10~100μm	不限制	$10^{-9} \sim 10^{-6}$	钆、镝、锰、氧化铁	1, 2, 3
SPECT	500~1000μm	不限制	$10^{-14} \sim 10^{-10}$	单光子核素	2, 3
PET	200~500μm	不限制	$10^{-15} \sim 10^{-10}$	正电子核素	2, 3

注：1，解剖变化；2，生理变化；3，分子水平变化。

二、实验步骤

小动物 PET/SPECT 成像的实验步骤包括以下几个主要环节，需要严格按照科学规范操作，以确保结果准确可靠。

（一）示踪剂选择

选择适当的放射性同位素和示踪剂非常关键。常用的同位素包括氟-18、锝-99m 等。示踪所用的分子探针通常是生物活性分子，如葡萄糖、氨基酸、药物分子或其他生物大分子。

（二）示踪剂与实验动物准备

示踪剂必须标记放射性同位素，这通常需要在实验室中合成或获取示踪剂，并使用同位素标记技术将放射性同位素引入其中。在进行 PET/SPECT 扫描之前，实验动物需要注射或摄取示踪剂。这通常需要一些准备工作，包括麻醉、安全固定动物等。

（三）成像扫描

示踪剂引入实验动物后，使用专用的 PET/SPECT 扫描设备，记录实验动物体内放射性同位素的衰变，并生成关于代谢活性的图像。这些图像显示了示踪剂在实验动物体内的分布情况，可用于研究生物代谢、疾病发展等。

（四）数据处理

将 PET 图像与 CT 图像进行配准，实现图像融合，提高分辨率和定位准确性。利用专门的软件工具如 PMOD 等，对 PET 数据进行定量分析，获取感兴趣区域标准摄取值（Standard Uptake Value，SUV）、动力学曲线等参数。SUV 指的是局部组织摄取的分子探针的放射性活度与全身平均注射活度的比值，SUV 值越大，区域内摄取分子探针的能力就越强。SUV 不但是药物开发中的重要评价指标，也是临床肿瘤诊断中的关键半定量指标。感兴趣区中的 SUV_{max}，代表这个区域中分子探针药物的最高摄取值；而 SUV_{mean} 代表的则是该区域内分子探针的平均摄取值。

第五节　分子探针的质量控制

一、荧光分子探针的质量控制

（一）物理检验

物理检验主要涉及探针的光学性质及物理状态的检测，包括荧光强度、荧光寿命、光稳定性、粒径分布等。

1. 荧光强度和荧光寿命

荧光强度测定：使用荧光分光光度计测定探针的吸收光谱和发射光谱，确定其最大吸收波长和最大发射波长。通过与标准品比对，评估探针的荧光强度及其批间一致性。

荧光寿命测定：使用荧光寿命测定仪（如时域荧光光谱仪）测定荧光探针在不同激发波长下的荧光寿命。通过与标准品对比，评估其荧光寿命的稳定性及一致性。

2. 光稳定性和粒径分布

光稳定性测定：将探针溶液置于强光照射下（如紫外线灯或日光灯），在不同时间点测定其荧光强度变化，评估探针的抗光漂白能力，即光稳定性。光稳定性好的探针对长期的成像过程至关重要。

粒径分布测定：通过动态光散射（DLS）测定纳米颗粒荧光探针的粒径分布，确保探针在水溶液中的均一性和稳定性。均匀的粒径分布有助于确保探针的一致性和可控性。

(二) 化学检验

化学检验主要涉及探针的化学纯度、化学结构和化学稳定性。

1. 化学纯度

主要通过高效液相色谱（HPLC）测定探针的纯度及其杂质含量。使用适当的检测器（如紫外检测器或荧光检测器），根据峰面积和保留时间计算探针的纯度。探针的纯度一般要求达到95%以上，以保证其在生物成像中的特异性。

2. 化学结构

核磁共振（NMR）：通过NMR谱图（如^{1}H-NMR和^{13}C-NMR）确认探针的分子结构，确保其合成的正确性和一致性。

质谱（MS）：使用质谱技术（如MALDI-TOF-MS或ESI-MS）测定探针的分子量和结构片段，通过分子离子峰确认探针结构。

3. 化学稳定性

将探针溶液置于高温、高湿或强酸/强碱环境下进行加速稳定性试验，测定其荧光强度和化学结构变化，评估探针的化学稳定性。

(三) 生物检验

生物检验主要涉及探针在生物体系中的生物相容性、特异性和生物安全性。

二、放射性分子探针的质量控制

(一) 物理检验

1. 放射性活度

放射性药物的放射性活度随时间而变化，可采用下列三种方法获得：①根据衰变公式计算；②使用医用核素活度计测量；③使用标准源进行相对测量。

2. 放射性核素纯度

放射性核素纯度又称核纯度或放射性纯度，它是衡量放射性药物质量的一个重要的物理指标。放射性药物除了含有所指定的放射性核素以外，往往还含有一些放射杂质，这些放射杂质可能标记在药物分子上，也可能游离于药物之外。放射性核素纯度被定义为在放射性药物中所指定的放射性核素的放射性活度占样品总放射性活度的百分比，即：

$$放射性核素纯度 = \frac{指定的放射性核素的放射性活度}{样品的总放射性活度} \times 100\% \quad (式5-1)$$

(二) 化学鉴定

1. pH 值

溶液 pH 值是溶液中氢离子摩尔浓度的负对数。测定放射性药物的 pH 值可以采用 pH 计和 pH 试纸。

2. 放射化学纯度

同一放射性核素可以具有多种不同的价态,从而形成不同的化合物,实际上放射性药物的标记,就是使放射性核素以特定的化合物形式存在。为了描述同一放射性核素的各种化学形态之间的相对数量关系,人们定义了放射化学纯度的概念。

$$放射化学纯度 = \frac{核素在特定化学形态下的放射性活度}{样品中该核素的总放射性活度} \times 100\% \quad (式5-2)$$

由于放射性药物的性能和作用总是由它们特定的化学形态所确定的,因此,放射化学纯度是放射性药物质量控制的重要指标。

测定药物放射化学纯度的方法很多,只要用适当的手段将样品中各种化学形态的组分分离,然后分别测定各组分的放射性计数率即可。一般用于组分分离的各种化学和物理方法都可以用于放射化学纯度的测定,如离心、沉淀、蒸馏、萃取、扩散、电泳、层析等,其中以沉淀、层析和电泳最为常用。

(蔡华伟)

应 用

第六章 放射性同位素示踪技术在药代动力学研究中的应用

第一节 放射性同位素示踪技术在体外研究中的应用

一、概述

药物代谢动力学（Pharmacokinetics，PK），简称药代动力学或药动学，是指应用数学原理和动力学模型来研究机体对药物的处置，包括药物在体内的吸收、分布、代谢和排泄（ADME），以及体内药物浓度随时间变化的规律。药代动力学研究对于新药研发、临床合理用药、药物不良反应预防、药物作用机制和药物相互作用探究等具有重要的意义。随着对药物研发效率和疾病治疗精准性需求的提升，人们对检测方法也不断提出新的要求，以更准确、更全面、更高效地获取有效生物信息。放射性同位素标记示踪技术在生物样本检测中有独特优势，如生物体对标记与非标记的药物分子不做区分，两者所表现的生物学特征一致；同时，放射性核素通过衰变释放出可被检测的射线信号，以此进行物质定量和定位，可避免生物基质的干扰。通过放射性同位素标记药物，研究者可了解药物在体内的分布、代谢、疗效、作用机制等，为药代动力学研究提供重要的依据，同时为创新药物的研发提供有力的工具。

二、放射性同位素示踪剂的选择

在放射性核素标记示踪的过程中，除了放射化学纯度和比活度（指放射源的放射性活度与其质量之比），选择合适的放射性核素和标记位置至关重要。在体外示踪研究中，一般选用半衰期较长而射线强度适中的放射性核素，这样既利于探测，又易于防护和保存。对于体内示踪，若实验周期短，应选用半衰期短且能放出一定强度 γ 射线的放射性核素；若实验周期长，或需要进一步测定动物离体组织或器官，则应选用半衰期较长的放射性核素。常用的核素有 ^{14}C、^{3}H、^{125}I、^{32}P、^{35}S 等，其中 ^{14}C 和 ^{3}H 是药代动力学研究中最常用的放射性核素，其特点是发射低能 β 射线，易于防护并可用液体闪烁计数器（液闪计数器）测得，操作简便，而且它们的半衰期较长，计算时不需要做物理半衰期的矫正。

三、放射性同位素标记在体外肠吸收试验中的应用

(一) 基本原理

药物在胃肠道的吸收性可通过药物透过胃肠道的渗透能力评价,此外肠壁细胞内侧存在药物外排泵,可以把已经摄入细胞内的药物排出去,从而影响药物的吸收与生物利用度。人类结肠腺癌Caco-2细胞系,具有与小肠上皮细胞相似的形态和功能,在带有多微孔膜的通透性支持物上培养可分化形成类似于小肠上皮细胞刷状缘的单细胞层。目前,该细胞模型结合放射性同位素示踪技术已广泛用于评价药物肠道渗透能力、预测药物口服吸收利用度及预测药物与外排转运蛋白的亲和力等。

放射性探针药物如 ^{14}C-聚乙二醇4000、^{14}C-甘露醇、^{3}H-普萘洛尔等可用于细胞完整性和致密性研究,常作为Caco-2系统的模型药物,并被美国食品药品监督管理局(FDA)推荐应用。^{3}H-地高辛为推荐的外排型药物转运蛋白P-gp的标准底物,可用于Caco-2细胞中P-gp的活力验证。

(二) 应用示例

研究者在Transwell板中培养得到完全分化的Caco-2细胞单层后,测定跨上皮电阻值 (Trans Epithellal Electric Resistance,TEER;TEER>350 $\Omega \cdot cm^2$ 表明细胞单层屏障完整),用于研究不同工具药的肠道渗透性,以建立药物的肠道渗透性评价体系。通过液闪计数器分别测定 ^{3}H-普萘洛尔、^{3}H-美托洛尔、^{14}C-二甲双胍或 ^{14}C-甘露醇孵育后的转运液中放射性药物的DPM值 (Disintegrations Per Minute,即放射性核素每分钟衰变数),计算对应药物浓度。进而根据式6-1计算表观渗透系数 P_{app} 值,反映药物透过单层细胞的能力以及药物吸收的速度。

$$P_{app} = V \times \frac{dC}{dt} \times \frac{1}{A} \times \frac{1}{C_0} \qquad (式6-1)$$

式中,V 表示接收室的溶液体积;A 表示膜的面积;C_0 表示药物的起始浓度;dC/dt 表示接收室在单位时间获得的药物浓度,即接收室的最终浓度除以转运时间。

结果表明,中渗透性药物二甲双胍在90分钟时 P_{app} 值为 $(1.81\pm0.086)\times10^{-6} cm \cdot s^{-1}$,与低渗透性药物甘露醇的 P_{app} 值 $[(1.23\pm0.147)\times10^{-6} cm \cdot s^{-1}]$ 相差不大,与高渗透性药物普萘洛尔的 P_{app} 值 $[(14.6\pm0.347)\times10^{-6} cm \cdot s^{-1}]$ 和美托洛尔的 P_{app} 值 $[(12.3\pm0.650)\times10^{-6} cm \cdot s^{-1}]$ 相差较大,与参考文献报道一致。相比于HPLC,液闪计数器测定法应用范围广,检测限低。

四、放射性同位素标记在体外药物转运蛋白研究中的应用

（一）基本原理

药物转运蛋白不仅直接参与药物的吸收、分布、排泄等，而且与分布于靶器官的有效药物浓度密切相关，直接影响药效的发挥、药物的体内清除和毒副作用的产生。因此，建立有效的药物转运蛋白体外筛选评价体系，提高对研发药物的临床前有效性和安全性评价，是加速新药研发的有效方法。

通过基因克隆、基因重组、载体构建、细胞转染等技术，可构建人源转运蛋白稳定表达细胞系，以放射性同位素标记的不同转运蛋白的特异性底物为探针，用液闪计数器进行测定，进行药物与不同转运蛋白的亲和性研究。

（二）应用示例

国内科研者应用多种转运体过表达细胞株，结合对应的放射性核素标记底物，考察了不同浓度淫羊藿苷元对临床重要药物转运体转运活性的影响。抑制作用计算方法如下：将对照组转运体细胞的转运值（扣除 MOCK 细胞的转运值 U_0，单位为 DPM）定义为100%（U_c），根据式6-2，计算加入待测化合物后各给药组的转运值 U 扣除本底后与 U_c 的比值，以此表征化合物对转运体抑制作用的强弱。

$$转运活性 = \frac{U - U_0}{U_c - U_0} \qquad (式6-2)$$

根据每种转运体各给药浓度转运活性，通过 GraphPad Prism 软件或 Microsoft Excel 软件中的 FORECAST 函数计算化合物对药物转运体转运活性影响的 IC_{50}。结果表明，淫羊藿苷元对药物转运体 OAT3 和 BCRP 的转运活性具有显著抑制作用，IC_{50} 分别为 $4.97\mu mol/L$ 和 $8.15\mu mol/L$，对 OAT1B1、OATP1B3、OCT2 和 P-gp 转运活性的抑制作用相对较弱，IC_{50} 均大于 $10\mu mol/L$；对 OAT1、OCT1 和 BSEP 转运活性无明显影响。这表明淫羊藿苷元可能为 OAT3 和 BCRP 的抑制剂或底物，在联合用药时，淫羊藿苷元会影响通过 OAT3 摄入的药物的吸收情况，同时也会影响经由 BCRP 排泄的药物的消除，存在发生由 OAT3 和 BCRP 引起药物-药物相互作用（Drug-Drug Interaction，DDI）的潜在可能性。

五、放射性同位素标记在体外酶代谢研究中的应用

（一）基本原理

在药物发现和早期开发阶段，体外代谢实验将提供可能在人体内观察到的代谢模式的早期信息，而放射性同位素示踪技术在体外酶代谢研究中更是起着无可替代的作用。

通常用肝组分（微粒体或 S9）或肝细胞获得体外代谢物谱，经典方法之一是将药物与肝微粒体等孵育，然后通过放射性检测和 LC-MS/MS 对孵育液进行分析，以追踪和鉴定代谢物。

体外反应表型实验中，常应用质谱法比较代谢产物和原药的离子化程度等评估代谢产物的相对生成量，当采用放射性标记药物时则可以用 HPLC-放射性检测法，通过比较特征放射性峰测定体外代谢表型研究中代谢产物的相对丰度。

（二）应用示例

经 ^{14}C 标记的抗癌药 CI-1040 在大鼠、猴和人肝匀浆中孵育不同时间后，孵育液用高效液相色谱联用放射性检测器（HPLC-RAM），定量考察原药及各个代谢物在孵育液中的放射性占比，获取原药在不同种属肝匀浆孵育体系中的代谢情况。结果显示，所有种属中检测到的主要放射性成分为原料药 CI-1040，在大鼠、猴和人肝匀浆孵育液中分别占总放射性的 48.54%、27.92% 和 33.34%，而代谢物 M1 在三组中的占比则为 0、7.72% 和 2.11%，体现了 CI-1040 在不同种属中的代谢差异。

六、放射性同位素标记在血浆蛋白结合率研究中的应用

（一）基本原理

血浆蛋白结合率的研究在测定药物总的代谢分布中发挥着非常重要的作用。血浆中非结合的药物比较容易到达靶器官，反之与血浆蛋白结合的药物则很难通过毛细管壁以及穿透细胞膜。测定血浆蛋白结合率的经典方法是检测平衡透析（Equilibrium Dialysis，ED）试验中血浆及缓冲液内游离药物的含量。液质联用是经典的检测方法，但存在基质干扰问题（因血浆蛋白结合实验含有高盐成分的样品溶液，会产生离子抑制等问题）。若采用放射性标记化合物，则可以通过液闪计数器直接测定药物浓度。

（二）应用示例

研究者通过同位素标记阿苯达唑聚氰基丙烯酸正丁酯纳米粒（ABZ-PBCA-NP），以平衡透析试验测定其血浆蛋白结合率。首先在透析管中加入相同血型的健康人血浆，并将其分别悬于含 ^{3}H-ABZ 和 ^{3}H-ABZ-PBCA-NP 的磷酸缓冲液进行平衡透析，取样消化处理后用液闪计数器测定放射强度，按式 6-3 计算血浆蛋白结合率：

$$血浆蛋白结合率 = \frac{袋内放射性 - 袋外放射性}{袋内放射性} \times 100\% \quad （式 6-3）$$

以平衡后的袋内外数据为依据，计算得到 0.5mg/mL、1.0mg/mL、1.5mg/mL、2.0mg/mL、3.0mg/mL 的 ^{3}H-ABZ 的人体血浆蛋白结合率分别为 (82±8)%、(87±2)%、(90±3)%、(90±4)%、(91±2)%，而相同浓度下 ^{3}H-ABZ-PBCA-NP 的血浆蛋白结合率则为 (39±4)%、(42±3)%、(44±5)%、(44±3)%、(49±5)%，表明

纳米粒载体可降低 ABZ 药物与血浆蛋白结合率，且对剂量的依赖性较小。

第二节　放射性同位素示踪技术在体内研究中的应用

一、概述

因具有高灵敏度和定量分析能力，PET 在药物研发和临床监测过程中受到广泛关注。摄入短半衰期放射性核素所标记的药物后，通过监测核素衰变所释放的正电子可以指示所标记药物在生物体内的时间依赖性分布，获取药代动力学信息，从而阐明药物在体内的动态变化规律。以 PET 为主要技术的分子影像技术在欧美等发达国家已被广泛应用于新药研发，并写入相关政策法规和指导原则。

（一）PET 成像特点

目前 PET 的检测灵敏度可达 $10^{-15} \sim 10^{-10}$ mol/L，该含量通常低于引起生物反应的药理学水平，因此可以在不干扰生物体的情况下实现检测。PET 与适当的数学模型结合，还可以实现定量分析。目前临床 PET 分辨率可达到 2~3mm，小动物 PET 扫描的分辨率可达到 200~500μm。虽然 PET 在现有分子成像技术中不是分辨率最高的，但其具备的组织穿透深度、高灵敏度和定量能力使其成为医药学成像中非常重要的工具。

（二）PET 成像流程

PET 成像流程如图 6-1 所示：①产生发射正电子的放射性核素；②放射化学合成，即通过化学合成手段将放射性核素引入目标分子；③制备合适的放射性药物配方；④PET 成像数据采集；⑤利用软件技术对 PET 数据进行处理；⑥PET 图像的输出，显示与放射性示踪剂摄取情况相对应的图像颜色强度和动态变化，以此反映生理变化。

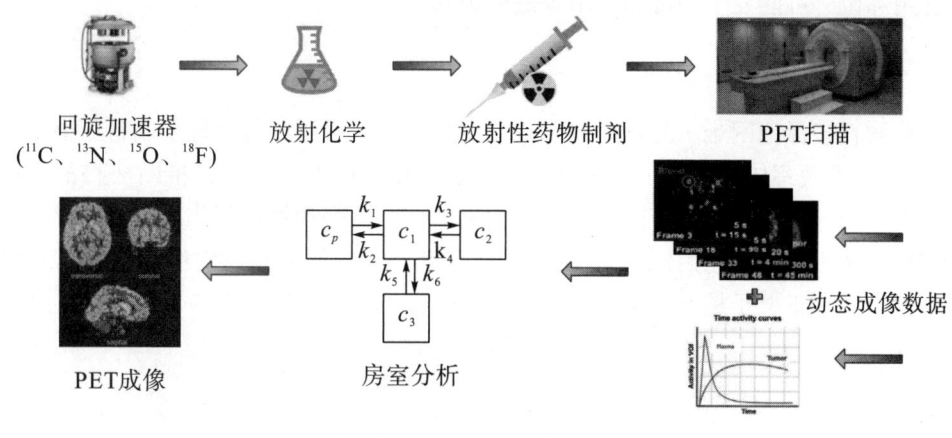

图 6-1　PET 成像流程

(三) 常见 PET 示踪剂

人类研究所需的典型注射示踪剂剂量在 5~20mCi，非人灵长类动物研究在 2~8mCi，大鼠研究在 0.5~2.0mCi，小鼠研究在 0.05~0.20mCi。因此在选择放射性标记种类时，既要考虑标记化合物的稳定性，也要考虑检测灵敏度。表 6-1 列举了常见的 PET 同位素标记化合物。

表 6-1　常用 PET 同位素标记化合物

元素	常用标记化合物
^{11}C	醋酸，心脏的氧化代谢；卡芬太尼（Carfentanil），阿片受体激动剂；丙炔苯丙胺（Deprenyl），单胺氧化酶 B 抑制剂；雷氯必利（Raclopride），多巴胺 D_2 受体拮抗剂
^{13}N	氨，心肌灌注
^{15}O	水，血流成像
^{18}F	氟哌啶醇（Haloperiodol），多巴胺拮抗剂；氟离子，用于骨扫描；氟代脱氧葡萄糖（^{18}F-FDG），葡萄糖代谢；氟多巴（Fluorodopa），帕金森综合征的诊断
^{64}Cu	通过螯合剂标记蛋白质
^{124}I	通过碘化反应标记蛋白质

二、应用模式

目前，PET 在药物研究中的应用主要有直接法和间接法。

（一）直接法

用放射性同位素直接标记药物分子，用 PET 跟踪其体内分布和代谢，测定生理刺激或病理学过程中药物分布与代谢的变化及血浆与组织中药物含量比值，从而对药物剂量、作用部位、可能发生的毒副作用等做出预判。

（二）间接法

若药物直接标记困难、无合适核素或费用昂贵等，可用放射性核素制备正电子标记物，通过 PET 观察体内未标记药物对该正电子标记物的影响，间接推断药物的作用机制和药理作用，通过对比治疗前后的疾病状况，也可进行药物毒副作用研究。此类正电子标记物可选用具有生物活性的显像剂，如用 ^{18}F-FDG 研究药物对组织或器官能量代谢的影响，或用正电子核素标记的配体分子来研究未标记药物与对应的特异性受体的结合作用等。

三、PET 在体内药代动力学研究中的应用

（一）基本原理

生物分布研究在药物研发初期十分重要，可以确认药物是否到达靶组织，以及其在非靶部位是否有蓄积倾向等负面影响。PET 可以以时间依赖的方式监测生物体内不同部位的放射性药物浓度，通过详细的动力学分析，可以表征药物的摄取，以指导临床合理用药方案的制订。

（二）动力学模型公式

动力学分析通常采用房室模型（Compartment Model），由于生命系统本身的复杂性和测量上的局限性，用于 PET 的房室模型通常仅代表决定放射性分子摄取时间进程的关键步骤，如传递、代谢或靶向结合。在临床前开发和早期人体试验期间进行的放射性同位素示踪研究应为模型设计提供信息，以获得具有临床和生物学意义的模型参数。

在 PET 的房室模型中（图 6-2），隔室是表示示踪剂标记的虚拟结构，存在于介导示踪剂传递、保留和释放的关键步骤之间。隔室可以代表整个组织、靶细胞、亚细胞位置，或者代表与特定细胞类型相关的生化状态。在典型的模型图中，隔室用方框表示，血液和隔室之间的传输用箭头表示。血液被认为是 PET 动力学分析的驱动函数（全身血液池的系统输送和清除）。在这种形式中，每个箭头表示物理或生物化学转变，并表示描述运输系统的差分方程（作为微分方程的近似值）。下文以最常用于 PET 肿瘤放射性示踪剂的一室模型和二室模型为例进行说明，并以 $^{18}F-FDG$ 动力学模型作为二室模型的具体体现。

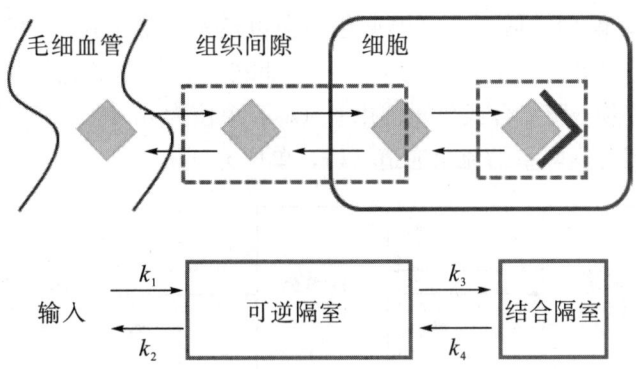

图 6-2　放射性示踪剂（菱形）的体内分布（V 为作用靶点）（上）与隔室模型（下）

1. 一室模型

该模型仅包括从血液转移到隔室 [K_1，单位为 mL/(min·cm³)] 和从隔室流回血液（k_2，单位为 min^{-1}）（图 6-3）。为了说明模型的图形描述与数学公式之间的关系，用进入隔室的箭头 [应用于血浆时间-活度曲线（C_P）的 K_1 所描述的血液到组织的运

输〕和从隔室流出的箭头（用 k_2 描述）表示在小时间增量（Δt）上单个隔室的活度（C_R）。

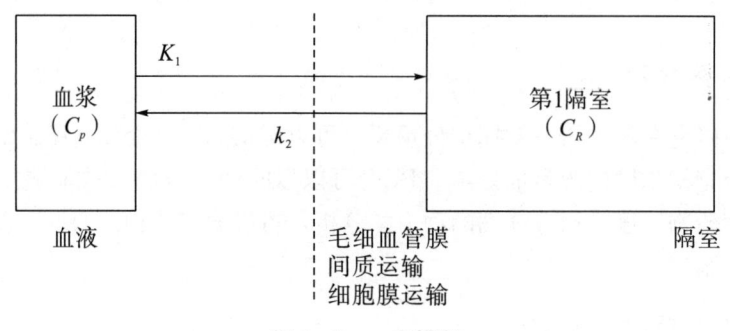

图 6-3　一室模型

一室模型可逆室差分方程如下：

$$\Delta C_R / \Delta t = K_1 C_P - k_2 C_R \quad\quad （式6-4）$$

血液浓度通常以 Bq/mL 为单位测量。室浓度单位为 Bq/cm³ 组织。如果密度已知，则用 Bq/g 组织。一种常见的约定是使用大写 K 表示与物理量直接相关的参数，源自隔室的那些参数通常被分配 1 个小写 k，并具有时间常数单位，通常为 min⁻¹。小写 k 参数对模型优化至关重要，但通常很难与可测量的量相关联。而 K 参数可以描述为与可测量的量相关的稳态动力学特征。例如，一室模型的分布体积，通常称为 V_T，表示隔室中示踪剂与血液在平衡状态下的比例，由 K_1/k_2（mL/cm³）得出。

2. 二室模型

1）二室可逆模型：大多数抗肿瘤药物都有生物化学或分子靶点，可将示踪剂保留在癌细胞内或癌细胞上，因此需要第 2 隔室来描述放射性药物与结合靶点的相互作用（图 6-4）。与一室模型类似，二室模型包括向可逆室输送〔K_1，单位为 mL/(min·cm³)〕和从可逆室流出（k_2，单位为 min⁻¹）。此外，该模型还包括从可逆室到第 2 结合或捕获隔室的底物-靶结合或代谢转化率（k_3，单位为 min⁻¹）。第 2 隔室也可以有 1 条从结合隔室返回可逆隔室的流出通道（k_4，单位为 min⁻¹）。

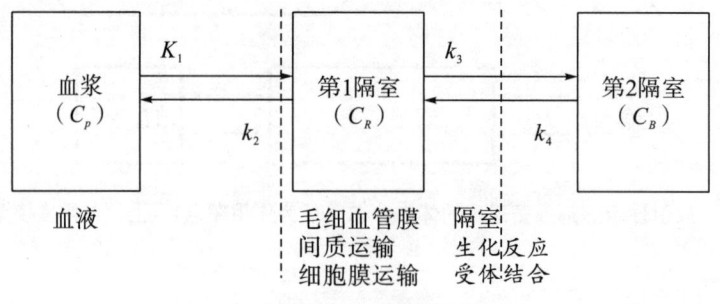

图 6-4　二室模型

为了便于说明，将二室模型的差分方程与一室模型方程进行比较。可逆隔室现在有 2 个输入源（由 K_1 描述的血浆传输，由 k_4 描述的结合隔室流出）和 2 条流出路径（到血浆，由 k_2 描述；到捕获或结合的隔室，由 k_3 描述），得出以下二室模型可逆室差分方程：

$$\Delta C_R/\Delta t = K_1 C_P + k_4 C_B - (k_2 + k_3)C_R \quad (式6-5)$$

如果二室模型的2个隔室是完全可逆的（$k_4 \neq 0$），与一些作为药物靶点的肿瘤信号受体的情况一样，那么 V_T 是1个更具生物学或临床相关性的参数，用于描述特异性保留的示踪剂。二室模型 V_T 与一室模型的不同之处在于，其包括可逆室和结合室，后者携带有关示踪剂与其预期靶点结合的相关信息。二室模型 V_T 由以下公式得出：

$$V_T = \frac{K_1}{k_2} \times \left(1 + \frac{k_3}{k_4}\right) \quad (式6-6)$$

在这种情况下，V_T（mL/cm³）表示组织浓度（μmol/cm³）和血液浓度（μmol/mL）的平衡分配系数比，可以与实际测量值相关。这种方法是神经受体显像的主要方法，V_T 也可用于指导受体靶向抗肿瘤药物的剂量等。

2）二室不可逆模型：对于包括 ^{18}F-FDG 在内的许多肿瘤代谢示踪剂，第2隔室在很大程度上是不可逆的（k_4 等于或接近0，图6-5）。在这种情况下，整体示踪剂的摄取和保留最好用代谢通量常数（K_i）来描述，该常数表示示踪剂从血液移动到组织中被捕获的速度。K_i 可以表示为 K_1、k_2 和 k_3 的组合：

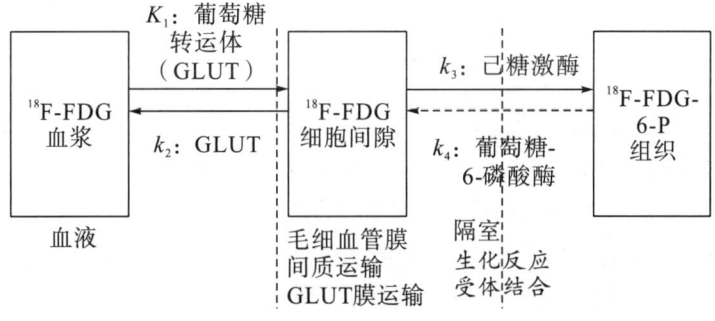

图6-5 FDG二室模型

$$K_i = \frac{K_1 \times k_3}{k_2 + k_3} \quad (式6-7)$$

K_i 通常称为宏观参数，由单个速率参数（微观参数）组成。与 K_1 类似，K_i 用大写 K 表示，可以与实际测量值相关，如 ^{18}F-FDG 的细胞葡萄糖消耗。天然（示踪）物质的代谢率可以通过将 K_i 乘以该物质的血浆浓度（μmol/mL）来估计，以提供代谢率 [μmol/(min·cm³)]。

作为葡萄糖的类似物，^{18}F-FDG 对全身正常的毛细血管具有相对的渗透性，在经过间质液后，^{18}F-FDG 通过细胞膜上葡萄糖转运体（GLUT）进入细胞。这一系列步骤由参数 K_1 描述，其反映了血流、毛细血管通透性、间质转运和膜转运的复杂组合。一旦进入细胞，^{18}F-FDG 通过相同的双向转运蛋白离开细胞（k_2），或者通过己糖激酶磷酸化为 ^{18}F-FDG-6-P（k_3）。^{18}F-FDG-6-P 不能代谢到糖酵解的下一步，除非磷酸基被葡萄糖-6-磷酸酶切割，否则不会被运输出细胞。一些积极制造葡萄糖或消耗糖原的正常组织（肝脏、大脑、肌肉）和一些肿瘤（分化良好的肝细胞癌）具有有限的葡萄糖-6-磷酸酶活性，可以将$^{18}F-FDG-6-P$转换回$^{18}F-FDG$（k_4），但是对于大多数类型的肿瘤，在显像期间进入葡萄糖代谢途径的$^{18}F-FDG$就被捕获在细胞中。第1隔室代表血管间隙外组织中所有未代谢的$^{18}F-FDG$，而第2隔室则代表被困在细胞内的$^{18}F-FDG-6-P$。$^{18}F-FDG$模拟葡萄糖代谢至$^{18}F-FDG-6-P$这一常见限速步骤。因此，$^{18}F-FDG$的K_i描述了通过己糖激酶的葡萄糖代谢速率，包括葡萄糖从血浆到癌细胞的转运。将$^{18}F-FDG$的K_i乘以显像时测得的血糖值（$\mu mol/mL$），可以估计组织中的肿瘤葡萄糖代谢率[单位：$\mu mol/(min \cdot cm^3)$]。值得注意的是，葡萄糖和$^{18}F-FDG$的转运和己糖激酶药代动力学并不相同，尤其是在肿瘤中，因此也将动态$^{18}F-FDG-PET$对肿瘤葡萄糖代谢的估计描述为"$^{18}F-FDG$评估的葡萄糖代谢率"。

（三）应用示例

1. 小分子化学药物的药代动力学研究

血-脑屏障阻止药物渗透进入脑组织，从而阻止药物在中枢神经系统（Central Nervous System，CNS）发挥药效。所以在CNS新药研发的早期，基于PET结合临床前动物实验，可以为新药在人体脑组织的生物分布提供前瞻性信息。为探索普瑞玛尼（Pretomanid）治疗结核性脑膜炎的潜力，对普瑞玛尼进行^{18}F放射性标记，采用PET对普瑞玛尼在不同种属间的脑组织分布以及动力学进行研究。

首先，通过$^{18}F-KF$与芳基溴代氟甲氧基前体发生卤素交换得到$^{18}F-Pretomanid$（图6-6），$^{18}F-Pretomanid$的放射化学产率（Radiochemical Yield，RCY）为（5.7±0.3）%（非衰变校正，Non-decay Corrected），比活性为（68±2）$GBq/\mu mol$，HPLC分析表明，分离所得产物的放射化学纯度≥95%。体外实验表明$^{18}F-Pretomanid$与未标记Pretomanid在血清中的稳定性、与蛋白的结合力、生理pH值下的分布系数等方面无显著差异，提示两者在体内应该具有相似的分布。

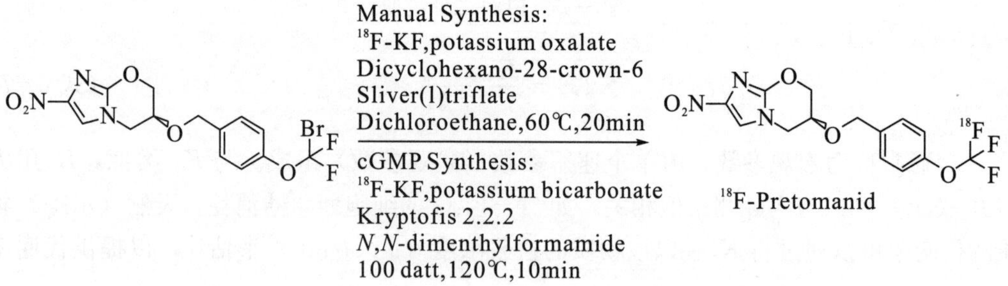

图6-6 $^{18}F-Pretomanid$的合成路线

通过动态PET扫描获取给药后1小时内脑组织以及血浆的放射性-时间曲线。结果显示，普瑞玛尼在小鼠以及兔中脑组织暴露明显高于血浆暴露（$AUC_{tissue}/AUC_{plasma}>1$），且健康动物的脑组织暴露要高于结核性脑膜炎动物模型中的脑组织暴露。研究还发现，普瑞玛尼在脑组织中的暴露显著高于在脑脊液（Cerebrospinal Fluid，CSF）中的暴露。在动物研究的基础上，研究者开展了$^{18}F-Pretomanid$的人体动态PET扫描，证实了动物实验中的发现,即普瑞玛尼在人体脑组织中的暴露要显著高于血浆和CSF中的暴露。该研究也指出,CSF浓度可能并不能很好地代表药物在脑组织中的暴露,这也体现出PET的优势。

2. 生物大分子药物的药代动力学研究

曲妥珠单抗（Trastuzumab）与人表皮生长因子受体-2（Human Epidermal Growth Factor Receptor 2，HER2）胞外结构域的Ⅳ区结合,可选择性地阻断HER2相关信号通路,抑制肿瘤细胞的增殖、生长和存活。由于完整抗体的血液药代动力学过程较慢,需要半衰期相对较长的核素标记。^{89}Zr半衰期为78.4小时,能提供较高的PET分辨率,可用于标记完整抗体进行显像。

2018年,^{89}Zr-Trastuzumab被首次用于HER2阳性食管胃结合部癌（Esophagogastric Adenocarcinoma，EGA）患者,通过显像研究药物安全性、药代动力学、生物分布和辐射剂量。首先,将曲妥珠单抗与连接链（p-SCN-Bn-deferoxamine螯合剂）相连,通过连接链所含螯合基团与正电子发射核素^{89}Zr进行螯合标记,标记比值为1.03。患者单位剂量约为185MBq/3mg的^{89}Zr-Trastuzumab与非放射性标记曲妥珠单抗混合,以达到50mg的总剂量,注射时间约为5分钟。全身性PET/CT成像分别在注射后4小时以及注射后1天、2~4天和5~8天获取,每个床位分别使用3分钟、4分钟、5分钟和7~8分钟成像。在输注结束时,^{89}Zr-Trastuzumab血浆体积中位数的预估值为102%（实际范围为78%~113%）,中位消除半衰期$T_{1/2\beta}$为111小时（实际范围为78~193小时）,中位生物全身保留半衰期为370小时（实际范围为257~578小时）。PET显示,注射后5天内均保持较好的显影效果,其中肿瘤显影最佳时间为注射后5天。随着时间的推移,肝脏的摄取相对较低且稳定,肾脏也是如此（除了最后一个时间点所代表的单个患者）,血池、肺、脾的摄取持续减少；肝、肾和骨髓的器官与血液比率略有增加,而肺和脾中则无该变化。^{89}Zr-Trastuzumab成像检测过程中,2名患者注射药物时出现轻微寒战,其余无不良反应,表明该示踪剂对HER2阳性EGA患者安全,有望用于HER2阳性胃癌的定位。

四、PET与药物相互作用研究

（一）基本原理

在药物研发阶段,新药和其他药物的相互作用（DDI）是药物安全性和有效性评价的重要组成部分。当药物作为某种酶和（或）转运体的底物,而同时使用的另一种药物是该酶和（或）转运体的抑制/激活因子时,药物血浆暴露将显著改变。PET也被应用于药物相互作用的研究。

（二）应用示例

^{11}C-DPV（Dehydropravastatin，DPV）探针已被证实可用于大鼠OATPs（基因

符号 *SLCO*）和 MRP2（基因符号 *ABCC2*）的功能研究。为了进一步分析物种差异并验证其在人体内的药代动力学参数，对 6 名健康志愿者进行了 ^{11}C-DPV 的连续腹部 PET 扫描，分别使用和不使用 OATP1B 和 MRP2 抑制剂利福平（600mg，口服）。经静脉注射后 ^{11}C-DPV 迅速分布到肝和肾，然后分泌到胆汁和尿液中。利福平会显著降低 ^{11}C-DPV 在肝的分布，导致进入胆汁的排泄量减少 7.5 倍，并延迟 ^{11}C-DPV 从血液循环中消除。^{11}C-DPV 在人体内的肝摄取清除率（$CL_{uptake, liver}$）和小管外排清除率（$CL_{int, bile}$）分别为（544±204）μL/(min·g) 和（10.2±3.5）μL/(min·g)，低于先前报道的大鼠相应参数（分别为 1800μL/(min·g) 和 298μL/(min·g)）。此外，利福平治疗显著降低 $CL_{uptake, liver}$ 和 $CL_{int, bile}$ 的摄取，分别降低 58% 和 44%。这些结果表明，PET 与 ^{11}C-DPV 是定量表征人类肝胆运输系统中 OATP1B 和 MRP2 功能的有效工具，体现了 PET 在研究药代动力学和 DDI 方面的有用性。

五、PET 与药物开发 0 期临床研究

（一）0 期临床研究的概念

传统的临床研究常由动物数据推测药物在人体临床试验的起始剂量，但物种之间的代谢差异会极大地影响这些信息在人体中的适用性。近期研究表明，多达 40% 的候选药物由于其药代动力学和药效动力学效果欠佳，在 Ⅰ 或 Ⅱ 期临床试验中停止研发。为缩短研发时间，降低成本，0 期临床研究被提出，它是在完成临床前试验后早于传统 Ⅰ 期临床研究的首次人体临床试验，其主要特点：入选受试者较少（通常 6~15 人）、给药时间短（如 1~7 天）、研究药物剂量低。

0 期临床研究的目的是进行药物的快速评价，加快和简化药物审批程序。其关注药代动力学、生物分布以及初步的安全性数据，以评估研究药物是否具有进一步开发为新药或生物制剂的可能性，是从临床前试验过渡到 Ⅰ 期临床试验的中间环节，也为后期 Ⅰ~Ⅲ 期临床试验提供指导。因受试者人数少，所造成的偏倚可以通过后期临床试验消除。部分国家或地区对于 0 期临床研究的法律规范和适用标准见表 6-2。

表 6-2　部分国家或地区对于 0 期临床研究的法律规范和适用标准

国家/地区	法律规范	适用标准
美国	①FDA 要求申请者提交详细的研究计划和安全性数据	①小规模样本：一般有 6~15 名健康志愿者，以评估药物的初步安全性和药代动力学特性 ②安全性评估：评估单次剂量药物的安全性，通常该剂量低于临床有效剂量的 1%；有时采用亚治疗微剂量（如 100μg 或更低）给药 ③探索性目的：旨在确定药物是否与预期靶点结合，并初步探索药代动力学特征

续表6-2

国家/地区	法律规范	适用标准
欧洲	欧洲药品管理局（EMA）规定试验必须在获得EMA认证的研究机构中进行，并遵循EMA的指导原则	①严格的监管框架：EMA要求0期临床研究必须符合其监管框架，包括符合欧盟的临床试验指令和药品法规 ②多中心研究：鼓励在多个研究中心同时进行0期临床研究，以便更快地进行数据收集和分析 ③科学性和伦理性审查：必须经过独立的科学性和伦理性审查，确保试验设计合理且符合伦理标准
日本	日本厚生劳动省（MHLW）规定试验必须在符合MHLW规定的研究机构中进行，并由合格的医生和研究者进行监管	①严格的审批流程：0期临床研究需要经过MHLW的严格审批，确保试验设计符合日本药品管理和临床试验法规 ②关注药代动力学：特别关注药物在体内的代谢和分布情况，以便为后续的临床试验提供依据 ③数据质量管理：强调试验数据的质量管理，要求确保数据的准确性和可靠性

（二）微剂量研究的基本概念

0期临床研究主要通过微剂量研究快速获得人体药代动力学及药效动力学等重要信息，为后期的药物临床试验节约资源，提高成功率。微剂量研究是在人体进行的探索性药物研究。FDA和EMA对微剂量的定义：低于通过临床前毒理学研究推导出的拟用于人体可能产生临床药理学效应剂量的1%，且最大剂量不超过100μg，对于蛋白类产品，剂量需≤30nmol。

微剂量研究有助于了解受试药品在人体的药代动力学特点、评价其在人体的生物学分布及靶向效果、测定其剂量范围和给药次数及顺序，同时对开发新型的显影探针或显影技术有很大帮助。

（三）微剂量研究检测方法

目前用于微剂量0期临床研究的检测方法主要有质谱和PET，前者是体外分析常用的方法，后者则可以反映活体状态下的定量信息，能快速、准确地获取候选药物的生物利用度、生物分布等信息。在核素选择上，对于小分子药物的示踪更适合用 ^{18}F 标记：一是其范德华半径与氢原子类似，易于保持标记化合物本身的生物特性；二是 ^{18}F 半衰期为109.8分钟，适宜进行多步的标记反应和延迟成像；三是射线最大能量为640keV，相对较低，对正常组织辐射损害较小而且能够获得较高的图像分辨率。而对于抗体等大分子药物，则 ^{89}Zr 等金属核素更易标记，其半衰期可达78.4小时，适于进行更长时间的药物代谢示踪。需要注意的是，0期临床研究的具体流程和内容可能因具体药物和研究设计的不同而有所差异，而且需要遵守伦理规范和相关法规，确保试验的安全性和合规性。

（四）应用示例

血管生成是恶性肿瘤的显著特征之一，因此诸多药物被开发用于阻断这一过程。肌腱蛋白-C是一种大量表达于肿瘤细胞外基质中的糖蛋白，已证实主要表达于头颈部肿瘤，在正常人组织中几乎检测不到。F16SIP是靶向肌腱蛋白-C的抗血管生成微小抗体，主要用于头颈部肿瘤的治疗。2013年，以F16SIP为研究对象的首个生物制剂0期临床PET成像研究被报道。该研究用^{124}I对F16SIP进行标记，评估F16SIP在头颈部鳞状细胞癌患者中的生物分布、人体内药代动力学和肿瘤靶向性能。试验结果显示，全部受试者（4名）的肿瘤组织对^{124}I-F16SIP有较好的靶向性摄取，摄取接近最佳生物利用度，且药代动力学参数的个体间差异较小，从而支持进一步的规模化临床研究。

六、放射性同位素示踪技术在物质平衡研究中的应用

（一）物质平衡的概念

物质平衡（Mass Balance）是指药物进入体内后的总量与从尿液、粪便中收集到的原型药及代谢物的总量是相等的。对于新药的人体药代动力学研究，进入人体的药物及其代谢产物的排泄情况即物质平衡研究非常重要，能帮助阐明药物在体内的主要生物转化途径，进行代谢产物鉴定，确定人体循环中是否存在不成比例的代谢物，判定临床前的药理及毒理研究是否充分，同时考察潜在的代谢相互作用。

（二）基本原理

放射性核素示踪技术在人体物质平衡研究中的优势如下：①在代谢物未知及无需标准品的情况下，可迅速、准确地获得生物基质中所有药物相关物质的总量；②^{14}C标记的原型药物及其所有代谢物在示踪检测中的响应一致，可根据面积归一化法确定各代谢物含量的比例，进而在无标准物质的情况下实现各代谢物的定量。

在人体物质平衡研究中，^{3}H和^{14}C是最常用的放射性核素，两者半衰期长，使用时无需进行衰减校正。^{3}H标记过程相对简单且价格低廉，是结构复杂的天然产物标记的首选，但非定位标记的^{3}H标记化合物的放射性易随氚-水交换而丢失。^{14}C标记的优势是新药分子均含有碳元素，且该标记不会改变标记物的理化性质，缺点是费用相对昂贵。此外，同位素给药辐射剂量应尽可能低，据FDA颁布的《最大射线照射限值和综合安全条例》（21 CRF 361.1），受试者接受的^{14}C辐射剂量多为每人100～150μCi。单个^{14}C原子标记化合物的比活度为60.22mCi/mmol，100μCi分子量400的^{14}C标记化合物质量约为100μCi÷60.22mCi·mmol^{-1}×400g·mol^{-1}≈664μg，因此该化合物的给药剂量如低于664μg，则无法以^{14}C标记法进行人体物质平衡研究。由于^{3}H标记的比活度远高于^{14}C，因此这种情况下若开展核素示踪人体物质平衡研究，必须采取^{3}H标记。

放射性核素示踪的基本原理在于通过检测其放射性，由放射性的守恒来计算物质平衡。因此，经标记的化合物分子需要保持放射性恒定，进入人体经代谢后，放射性核素能够从原型药物转移至代谢物，最终随着人体对化学异物的排泄进入粪便及尿液。一般仅将目标化合物中一个^{12}C原子替换为^{14}C原子进行放射性核素标记。^{14}C的标记位点选择需综合考虑体外及体内代谢物鉴别的结果，需选择代谢稳定位点，确保目标化合物上

的^{14}C原子不会因体内代谢而丢失。^{14}C标记化合物的放射化学纯度与化学纯度一般均应≥95%，且不含有>1%的单一杂质。生物样品在体外可用HPLC法分离馏分，以液闪计数器检测每个馏分的放射性活度DPM值，以时间点为横坐标、DPM为纵坐标，重建代谢产物谱图。随着高效液相色谱-流动液闪联用仪（HPLC-FSA）的出现，可在线进行放射性强度计数，极大地缩短了检测耗时。

（三）操作流程

临床试验中，给药剂量常为拟定的Ⅱ期临床有效剂量，给药途径应与临床拟定的给药途径一致。给药频次多为单次给药，也可在多次给予未标记化合物后，再单次给予同位素标记化合物，以考察受试药物达到稳态时的人体物质平衡及血浆各代谢物的浓度。在人体物质平衡研究中，采集的生物样本主要为排泄物（尿液和粪便）。此类研究通常也同时研究血浆中的主要代谢物及药物相关物质的整体清除率，因此也采集给药后不同时间点的全血及血浆样品。排泄物一般需采集受试者服药后7~10天的所有尿液及粪便，直至排出90%以上的放射性核素，或直至受试者连续两天每天经尿液及粪便排出的放射性核素总量<1%。全血采集时间点则依据原型药物的人体药代动力学结果设置。由于代谢物的半衰期可能显著长于原型药物，因此人体物质平衡研究中的全血样品采集时间一般会长于原型药物。对于受试者每一时段内所有尿液及粪便样品，均需记录重量或体积，每位受试者各时间段内采集到的粪便样品，常按1:3的比例制备匀浆后以液闪计数器测定总放射性（DPM/g）。尿液及血浆样品在脱色处理后，以液闪计数器测定其总放射性（DPM/mL）。以HPLC-FSA进行放射性示踪的代谢物谱研究，粪便、尿液及血浆样品均需以常规的液液萃取或固相萃取进行样品处理，并需特别关注样品预处理过程中的回收率（一般总回收率≥85%），综合质谱技术推断代谢物结构信息。

排泄物中的放射强度（DPM/g或DPM/mL）与各时段内粪便匀浆的总重量（g）或尿液体积（mL）相乘，即可得到各时段内经粪便或尿液排泄的总放射性mDPM。根据DMP与药物相关物质含量的换算关系（1ng = nDPM），此段时间内经排泄物排出体外的药物相关物质为m/n ng。综合HPLC-FSA所得放射性色谱图及对应保留时间的质谱结果，即可精准推断出各代谢物定量结构信息，并鉴别主要代谢物（暴露水平高于所有与药物相关物质总暴露量10%的代谢产物）。这里需要说明的是，由于^{14}C所释放的β射线的特性，在HPLC-FSA谱图上只有药物原型及其代谢物能够形成^{14}C色谱峰，由于两者的响应因子一致，因此根据面积归一化法，在放射性色谱图上各色谱峰的峰面积比即为各代谢物的含量之比，从而判定主要代谢物。根据质谱信息可推断各^{14}C色谱峰对应的结构和分子量信息，最后结合液闪计数器测得的样品中所有药物相关物质总浓度，即可对原型药物和各代谢物进行绝对定量，获取各生物基质中的代谢物谱。

（四）应用示例

近期使用放射性同位素标记对一种口服MEK1/2高选择性抑制剂Pimasertib进行了完整的人体药动学研究。受试者分别接受静脉推注2μg（约9kBq）和口服60mg（约2.6MBq）^{14}C标记的Pimasertib。研究结果表明，口服给药后85.1%的总放射性可以在排泄物中回收，其中药物主要通过尿（52.8%）和粪便（30.7%）排泄，另外78.9%的放射性是以代谢产物的形式存在，并且找到了两种血浆中主要的代谢产物。

七、放射性同位素示踪技术在药物安全性评价中的应用

（一）药物安全性评价

药物及其代谢产物需要在开发阶段进行动物实验和人体试验研究其暴露程度以确保药物相关物质的安全性。ICH非临床安全性评价研究指南要求评估超过10%总暴露量的代谢产物，而以非放射性标记方法测定所有代谢产物的暴露量通常是不可靠的，特别是对于那些有很多代谢产物的药物，而单剂量给予放射性标记的药物则可以很好地解决这些问题。

（二）应用示例

以利希普坦（Lixivaptan）为例，通过单次给予受试者^{14}C标记的利希普坦（口服）后采样进行血浆中代谢产物的表征和定量分析，并与临床前毒理研究中所得代谢产物数据进行比较。结果表明，Pyrrolocarboxylic Acid（M5）和Anthranilic Acid（M6）是利希普坦的主要代谢产物，其中M6在人体、大鼠和犬中都被证实是主要代谢产物，而M5在大鼠和犬中暴露则相对低得多。另一个吡咯烷酮代谢产物M3在大鼠和犬中被确证为主要代谢产物，而在人体试验中M3难以与另外2个代谢产物M1和M2区分，M3的作用因此难以在人体上确证。除了主要代谢产物，还发现了另外6个代谢产物，其中M6、M7、M8的暴露均高于大鼠或犬，而M1、M2、M3的暴露相较于动物则低得多。另外还有其他未能指认的成分，但是总暴露量低于5%，被认为与药物的安全性相关性较弱，可不过多关注。

第三节 小结与展望

放射性同位素示踪技术在药物开发，尤其是药代动力学研究中已得到广泛应用，与传统生物检测手段互为补充、相得益彰。PET具有如下优势：PET是非侵入性的，并且PET示踪剂可以通过衰变或排泄被快速清除，不会对生物过程造成显著干扰。生物体系中常见的C、N、O等元素具有相应的正电子发射同位素，这有助于合成与原始分子功能几乎相同的PET示踪剂。此外，PET可以检测浓度低于药理学水平的示踪剂，在不引发生物反应的情况下可以成像。其次，PET可以提供及时和高质量的生物过程信息，还能进行定量分析。因此，PET不仅可以监测疾病或药物如何调节代谢等下游事件，还可以准确和特异性地识别疾病或药物作用背后的生化途径。上述优势使PET成为评估候选药物药代动力学、识别疾病机制的理想工具。PET适用于人类和小动物。临床前研究的疗效和毒性结果可以直接与初始临床研究的结果进行比较，以快速确定是

否适合继续开发。因此,近年来,PET 已成为一种很有前途的工具,有助于加快药物的发现和开发,并减少临床前和临床研究之间过渡的不确定性。

然而,PET 仍存在一些不足之处,这些不足限制了其在药物发现和开发中的应用,主要包括如下几点:①成本较高,除了购买 PET 扫描仪和建立示踪剂合成实验室的初始投资,还需要专门的技术专家运行扫描仪和分析数据。②PET 中使用的大多数放射性核素的半衰期较短,待观察的生物过程的时间尺度应与放射性核素的半衰期相当。除了少数正电子发射同位素可以在台式发生器中作为长半衰期同位素的衰变产物获得,大多数放射性核素只能在回旋加速器中产生,需将 PET 合成和成像设施置于回旋加速器附近。PET 示踪剂应具备理想的药代动力学特性,以便在短时间内成像,及时在目标组织中积累,并迅速清除游离示踪剂。③与荧光成像可进行多色成像不同,PET 一次只能监测一个过程,这是因为正电子衰变产生的 511KeV 光子具有相同的能级。④PET 的分辨率对于单细胞成像而言不够理想,可以通过将 PET 与具有高分辨率的 MRI 或 CT 结合来在一定程度上改善这一状况。

由于制造一种新的放射性标记示踪剂通常耗时且昂贵,PET 发展的目标之一是构建一种通用型 PET 示踪剂,其分子结构具有普适性或易于改造,以适用于广泛的成像目标。目前已经提出了两种方法:一种是使用带有放射性标记末端的 DNA 小片段(称为放射性反义寡核苷酸或 RASON),DNA 片段可以与靶基因的信使 RNA 杂交,并保留在细胞内以用于 PET 检测;另一种是将新基因引入细胞,以产生能够捕获放射性标记探针的酶或受体。此外,PET 也可以与其他成像方式结合,以优化其能力,对此,需要开发和优化用于多模态成像的仪器,同时也应该积极研究能够以多种方式成像的示踪剂。

(钱玲慧)

第七章 荧光成像在药物研究中的应用

第一节 药物筛选

一、概述

药物筛选是新药发现过程中的关键步骤,其目的是从大量化合物中筛选出具有潜在生物活性和成药性的先导化合物。目前常用的药物筛选方法包括基于分子对接的虚拟筛选、基于靶点的分子筛选以及基于光学成像的细胞筛选。其中,基于光学成像的细胞筛选独具优势。该方法在活细胞环境中进行,可提供药物在细胞内的吸收和分布信息,更能反映药物在生物体内的实际作用,并有可能反映药物对细胞的潜在毒副作用。不仅如此,与动物模型相比,细胞水平筛选通常成本较低,且易于操作。上述优势使得基于光学成像的细胞筛选一直都是药物发现中不可或缺的方法。常见的相关光学成像方法包括吸光度测定、化学(或生物)发光测定以及荧光测定。

二、常见的光物理化学原理

(一)荧光共振能量转移

荧光共振能量转移(Fluorescence Resonance Energy Transfer,FRET)是一种能量转移过程,发生在两个彼此非常接近的荧光分子(或荧光分子与猝灭分子)之间。这两个分子一个为供体分子,另一个为受体分子。供体分子的荧光光谱需与受体分子的吸收光谱相重叠,并且二者之间的距离处于1~10nm。在FRET过程中,能量从激发态供体分子转移到受体分子,导致供体分子的激发能诱发受体分子发出荧光,同时供体分子自身的荧光强度衰减,若受体为猝灭剂则不发荧光,即为荧光猝灭现象。FRET依赖供体和受体之间的距离、供体的发射光谱与受体的吸收光谱之间的重叠程度,以及两者的相对取向。通常来说,FRET能量转移的效率与供体和受体之间距离的六次方成反比,即距离越近,FRET效率越高。一般来说,当供体与受体之间的距离小于10nm时,FRET效应最为显著。FRET广泛应用于成像探针设计中,用于研究分子间相互作用、监测蛋白质构象变化,以及检测生物分子活动。利用FRET效应对供体和受体间距离的依赖性，可以设计检测分子间结合事件或相互作用的探针，用于靶向特定受体的配体筛选。利用该原理，还可以设计检测酶活性的探针，酶切割会导致供体和受体之间的距离变化，从而引起 FRET 信号的变化，进而反映酶的活性水平，用于酶抑制剂筛选。

血管紧张素转化酶（Angiotensin-converting Enzyme，ACE）在肾素-血管紧张素-醛固酮系统中起着关键作用，通过切割血管紧张素Ⅰ，使其转化为血管紧张素Ⅱ来调节血压和体液平衡。为了建立 ACE 抑制剂筛选模型，研究者利用 FRET 原理设计了一种荧光探针——对硝基苄氧羰基-甘氨酸-色氨酸-甘氨酸。在该探针中，色氨酸为 FRET 供体，对硝基苄氧羰基为 FRET 受体，后者猝灭前者的荧光。ACE 将切割该肽段，释放色氨酸-甘氨酸，使得供体分子远离受体分子，从而恢复色氨酸荧光信号，荧光信号的强度与 ACE 的酶活性正相关，使其能用于药物筛选（图 7-1）。

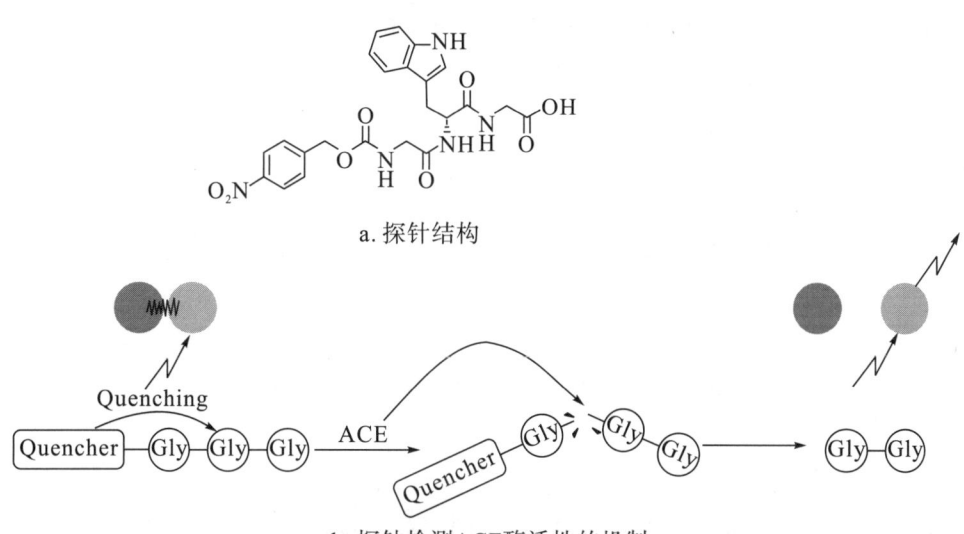

图 7-1 基于 FRET 原理的 ACE 酶活性检测探针设计

（二）光致电子转移

光致电子转移（Photoinduced Electron Transfer，PET）是指电子供体或者电子受体首先受光激发，激发态的电子供体与电子受体之间或者电子供体与激发态的电子受体之间的电子转移反应，在该过程中，光子激发分子后引发电子从一个分子或分子内的一个部分转移到另一个分子或分子的另一个部分。这一过程通常涉及两个关键组分：电子供体和电子受体。有两种形式的 PET：供体激发 PET（d-PET）和受体激发 PET（a-PET）。前者的电子转移方向是从激发态荧光团转移到受体，后者的电子转移方向是从供体转移到激发态荧光团。PET 将引起电荷在供体和受体之间重新分布，伴随着荧光猝灭或增强。PET 被广泛应用于设计成像探针，用于检测特定的生物分子或离子浓度。其基本设计理念是利用荧光猝灭或增强的现象，通过 PET 来检测目标分子或离子的浓度。利用 PET，可以设计"开关"型探针，即在目标分子不存在时，荧光团的荧光被猝灭；当目标分子存在时，阻止了PET，从而恢复荧光团的荧光。一个典型的例子是目前常用的检测一氧化氮（NO）的荧光探针——4,5-二氨基-2′,7′-二氟荧光素（DAF-FM），其结构中的4,5-二氨基-2-羧基苯充当电子供体，氧杂蒽荧光母核充当电子受体。氧杂蒽被激发时，发生a-PET，荧光被猝灭。在NO存在时，4,5-二氨基-2-羧基苯中的两个邻位苯氨基被转化为三氮唑，该基团的富电性消失，抑制PET的发生，伴随氧杂蒽荧光母核的荧光信号恢复（图7-2）。DAF-FM因其高灵敏度和特异度的优势，被广泛用于NO的成像检测，以及NO相关的药物活性或毒性评价。

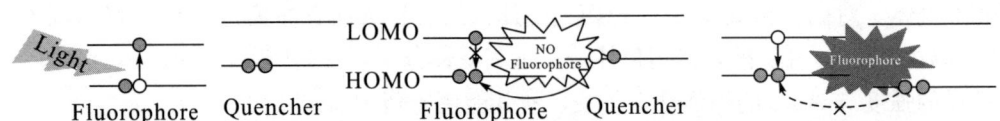

a. 探针结构中荧光母核及淬灭基的前线轨道能级分布状态，以及探针与NO作用前后的能级变化

b. 探针检测NO的化学原理

图7-2 基于PET原理的NO检测探针设计

（三）扭转电荷转移

扭转电荷转移（Twisted Intramolecular Charge Transfer，TICT）是一种特定的光物理过程，属于分子内电荷转移（ICT）的一部分。分子吸收光子并进入激发态后，分子内的电荷供体和受体部分发生相对旋转，从而引发分子内部的电荷转移。当供体与受体通过单键连接且分子具有较高的自由度时，这种旋转更加显著。TICT态的形成改变了分子激发态的能量，通常不发射荧光或发射弱的长波荧光，少数情况下出现ICT与TICT双重荧光现象。TICT在成像探针设计中被广泛应用，尤其是在设计环境敏感型探针和检测特定生物分子的探针时。利用TICT态的形成和变化，探针能够对环境的变化或生物分子的存在作出响应，表现为荧光强度的变化或发射光谱的移动。该机制常被用于设计检测特定生物分子（如酶、蛋白质等）的探针，当探针与特定蛋白结合时，其旋转受阻，抑制TICT态，导致荧光信号的显著变化。ThT（Thioflavin T）就是这样一种荧光探针，被广泛用于抗阿尔茨海默病药物的药效动力学评价研究。ThT结构中的二甲基氨基具有一定的旋转自由度，在激发态，TICT可猝灭游离ThT的荧光。同时，ThT具有与Aβ蛋白结合的特性。Aβ蛋白在聚集过程中会形成丰富的β-折叠结构，ThT分子具有与这些β-折叠结构互补的化学结构，使得其能够插入Aβ纤维的疏水区。ThT分子中的共轭体系还可与Aβ蛋白中的芳香族氨基酸残基形成π-π相互作

用,且其结构中的正电荷可与 Aβ 蛋白中的负电荷氨基酸残基形成静电相互作用。这些相互作用使得 ThT 对 Aβ 聚集体有较高的亲和力。结合于 Aβ 蛋白的 ThT,其结构中的二甲基氨基旋转受阻,TICT 被抑制,从而在激发作用下呈现显著增强的荧光(图 7-3)。

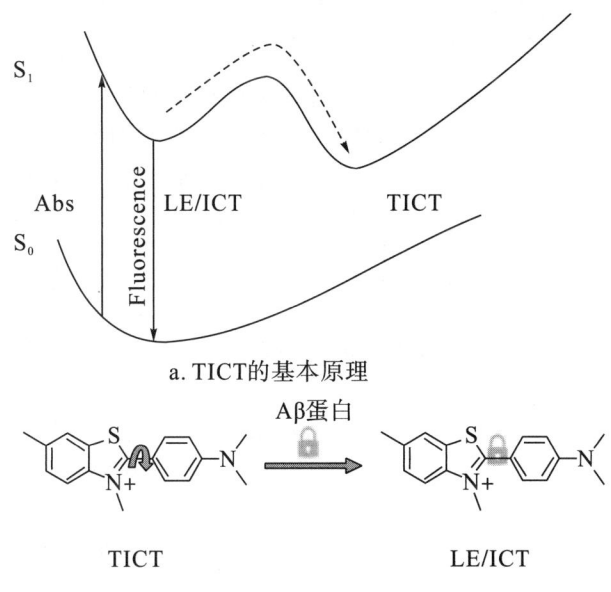

a. TICT的基本原理

b. ThT结构及其与Aβ聚集体结合后的荧光变化

图 7-3 基于 TICT 原理的 Aβ 检测探针设计

(四)其他

除上述原理外,聚集诱导发光、跨键能量转移、激发态分子内质子转移等光物理化学调控原理也被广泛用于成像探针的设计。针对药物活性或毒性评价的靶点或效应物,选取合适的光物理化学原理设计探针,并结合药物化学手段以确保探针的特异性和亲和力,可以实现相关靶点或效应物的高度特异性原位成像。这种成像方式为药物筛选、药物活性及毒性评价提供了一种简便、可靠的测量手段,使得研究者能够直观、准确地在活体生物体系中获取相关药物活性或毒性方面的信息。

三、应用示例

(一)靶向 LuxR 受体的成像探针设计及药物筛选

群体感应(Quorum Sensing,QS)是微生物群体通过监测种群密度来交流和同步群体行为的一种独特现象。许多常见的细菌通过 QS 的化学信号机制以群体依赖的方式调节重要表型。目前对 QS 抑制的研究主要集中在阻止天然 AHL 信号与其相应的 LuxR 型受体的结合上。LuxR 型蛋白被认为是控制细菌感染的潜在靶点。为了建立一种直接的定量结合实验以评估 LuxR 型受体小分子调节剂的活性,研究者利用 FRET

原理，设计并构建了一组 AHL-荧光团共轭物。在该 FRET 探针中，LuxR 型蛋白结合位点中高度保守的色氨酸残基为 FRET 的供体，而合成的 AHL-荧光团共轭物则作为受体。当 AHL-荧光团共轭物与受体结合时，可以观察到能量转移，从而产生可检测的荧光信号。当有竞争性配体存在时，FRET 效应消失，荧光减弱，研究者可通过荧光信号的强弱量化 LuxR 型受体与配体的结合亲和力。通过在 AHL 中引入不同的荧光团并调整连接链，研究者得到了一系列共轭物，并通过筛选，鉴定了六种特定的 LuxR 型受体-FRET 探针对。研究者随即将这种 FRET 检测方法应用于细胞中，并成功收集到多种合成配体与 LuxR 型受体的定量结合数据。该研究为开发新型的 LuxR 型受体小分子调节剂提供了一种强有力的化学工具。

（二）针对药物效应的成像探针设计及表型药物筛选

当已知疾病发生的机理但尚未确定确切的分子靶点时，表型筛选（Phenotypic Screening）可以作为一种发现新药物和新治疗策略的有效方法。在表型筛选中，化合物的活性评价通常是通过检测其生物学效应来实现的。因此，表型筛选的一个重要环节是选择合适的生物学效应，建立针对该效应的检测方法。同靶向性筛选一样，对这种效应的检测方法直接决定了筛选的敏感性、特异性和相关性。常见的生物学效应包括细胞活力、细胞凋亡、细胞增殖、细胞周期分析、细胞迁移和侵袭、氧化应激等。

氧化应激是心肌缺血再灌注损伤的标志性事件之一，因此，通过检测氧化应激，可建立针对心肌缺血再灌注损伤的表型药物筛选模型。氧化应激是指在生物体内，由于活性氧（ROS）的产生与清除之间的平衡失调，导致过量的 ROS 积累，从而可能引起细胞损伤和多种疾病的一种状态。ROS 是一类包含氧元素的化学物质，具有高反应性，包括超氧阴离子、过氧化氢、羟自由基等，不同物种有不同的反应性和氧化能力。显然，不加区别地检测机体的总体氧化能力，不能准确评估机体的真实氧化应激状态。为此，研究者针对超氧阴离子，也就是 ROS 的源头物质，构建了高度特异性的荧光探针。研究者利用超氧阴离子能发生单电子转移反应的特性，通过筛选，发现1,2,4,5-四嗪基的电子接收能力恰与超氧阴离子的电子给出能力相匹配。鉴于1,2,4,5-四嗪基是已知的高效荧光猝灭基，研究者通过在荧光团中偶合1,2,4,5-四嗪基，得到了系列高度选择性的超氧阴离子探针。在验证了探针的选择性及灵敏性后，研究者将其用于药物筛选，在天然产物库中寻找能抑制氧化应激的化合物，最终发现粪甾酮具有较好的活性。在动物实验中，粪甾酮可显著降低缺血再灌注导致的心肌损伤程度，进一步佐证了该研究策略的可行性以及该模型的可靠性。

第二节　药效动力学与毒性研究

一、概述

荧光成像为体内药效和毒性评价提供了强大的无创方法，并展现出广阔的应用前景。然而，生物组织对光的散射和吸收一直是限制其在活体动物中应用的主要因素之一。当激发光在组织中传播时，可能会被组织内的色素（如血红蛋白、黑色素）吸收，并受到散射的影响，导致其难以有效穿透到达目标组织，从而无法充分激发荧光探针。同时，发射光也会受到类似的吸收和散射的影响，特别是蓝光和绿光，其信号在组织中快速衰减，导致成像分辨率显著降低。近年来，研究者发现生物组织对近红外（NIR）光的吸收较弱，因此近红外荧光探针的开发为解决这一问题提供了有效方案，在小动物模型中实现了更好的组织穿透，使得病理生理变化能够更早被检测到。近年来，随着近红外Ⅱ区成像技术的发展，以及荧光-MRI、荧光-PET等多模态成像技术的进步，荧光成像在组织穿透力和多尺度兼容性等方面不断取得突破。创新型探针的持续进展，将极大地拓展其应用范围，为临床前研究和药物开发带来更多新契机。

二、应用示例

（一）Aβ成像探针的设计及其在体内药效评价中的应用

阿尔茨海默病（Alzheimer's Disease，AD）是一种严重的神经退行性疾病。β-淀粉样蛋白（Amyloid-beta，Aβ）沉积是其标志性病理特征之一。Aβ包括可溶性单体、二聚体、寡聚体，以及不可溶的纤维状聚集体和斑块。最初，人们认为AD患者大脑中不可溶的Aβ沉积/斑块是导致神经退行性病变的主要原因。然而，研究表明，可溶性的二聚体和寡聚体Aβ相比不可溶的聚集体具有更强的神经毒性。此外，在疾病进程中，可溶性和不可溶性Aβ会同时存在。病理的早期阶段，Aβ的清除失衡导致单体的过度累积。随着疾病进展，累积的Aβ从以可溶性形式为主逐渐转变为以不可溶性为主。因此，能同时检测可溶性和不可溶性Aβ的活体成像探针，对于理解AD的病程进展及更有效地评估药物疗效具有重要意义。

靶向Aβ开发新药依然是抗AD药物研发的核心方向。许多化合物已被报道能够在分子水平上抑制Aβ的生成和聚集，但由于检测方法的限制，只有少数药物在体内进行了此类活性测试。尽管靶向Aβ的PET示踪剂已被用于评估临床试验中的AD药物疗效，但其高昂的实验成本及放射性限制了在实验动物中的广泛应用。

为应对这些问题，研究者设计了一种姜黄素类似物CRANAD-3，它能够同时检测可溶性和不可溶性Aβ，并在结合Aβ后发出增强的近红外荧光信号。CRANAD-3对Aβ40/42单体、二聚体、寡聚体、聚集体的亲和力（K_d）分别为（24±5.7）nM、（23±1.6）nM、（16±6.7）nM、（27±15.8）nM。小鼠成像结果显示，在4月龄的转基因AD（APP/PS1）小鼠中，CRANAD-3的近红外荧光信号比同龄野生型小鼠高出2.29倍，表明CRANAD-3能够检测早期的分子病理变化。随后，研究者考察了CRANAD-3在体内药效评价中的可行性。首先，他们使用了一种能够快速降低Aβ的药物LY2811376（一种已验证的β-淀粉样蛋白切割酶-1抑制剂）治疗APP/PS1小鼠。成像结果表明，CRANAD-3能够监测药物治疗后Aβ水平的下降。进一步的实验验证了CRANAD-3在监测CRANAD-17治疗效果中的应用。CRANAD-17是一种能够抑制 Aβ 交联的姜黄素类似物。成像数据显示，CRANAD-17 处理组的荧光信号显著低于对照组，且该结果与脑提取物的 ELISA 分析及 Aβ 斑块计数结果一致（图 7-4）。这充分展示了 CRANAD-3 作为一种 NIR 区 Aβ 成像探针在监测药物疗效方面的潜力。

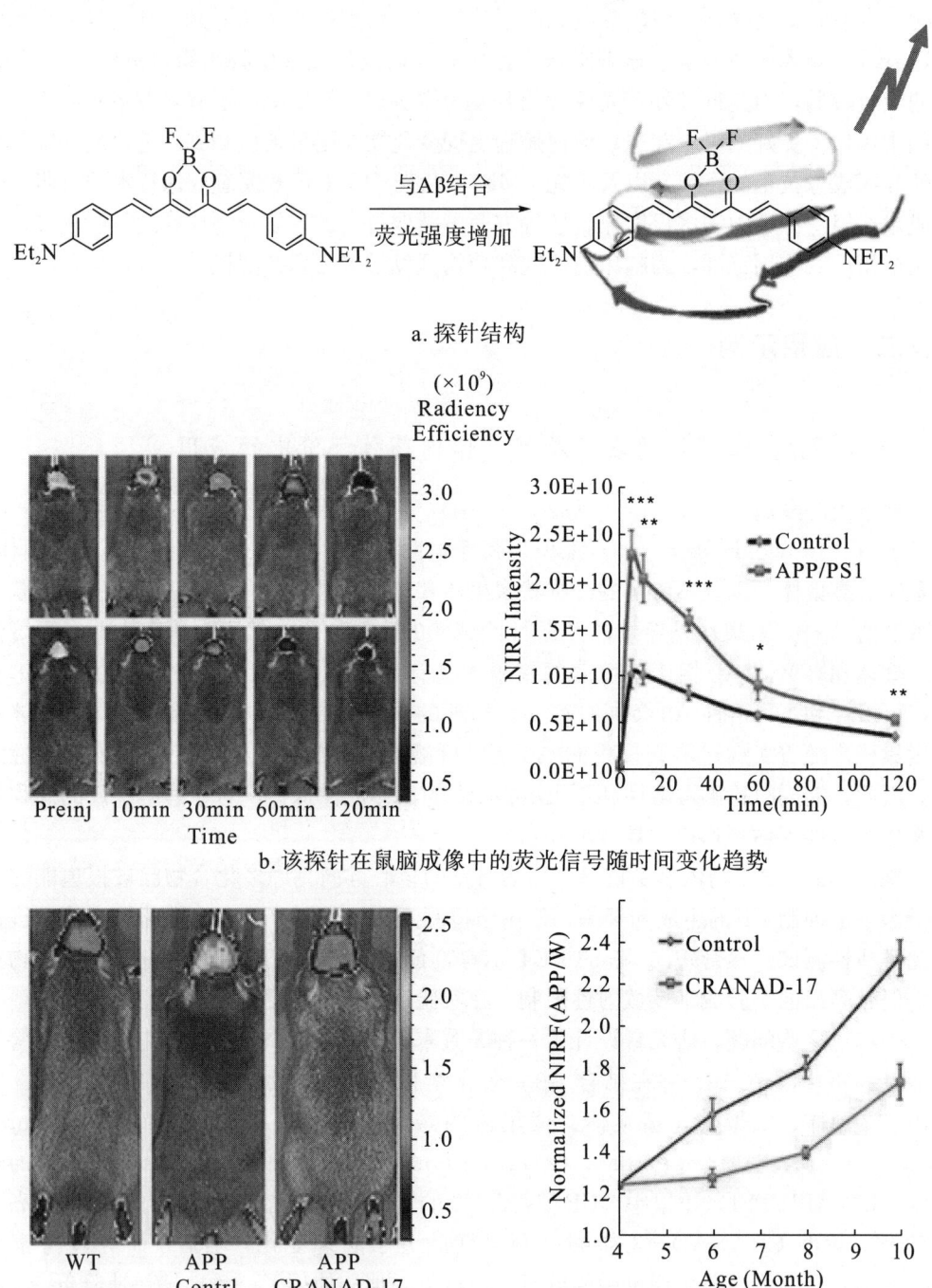

图 7-4　基于 TICT 原理的姜黄素类似物 Aβ 成像探针设计及其在药物活性评价中的应用

注：* 代表误差限。

（二）用于药物所致急性肾损伤成像检测的探针设计及应用

药物所致急性肾损伤（Acute Kidney Injury，AKI）是一种常见且严重的临床问题，具有高发病率和高死亡率的特点。其发病机制复杂，往往由多种因素综合作用引发，如肾血流量灌注减少、直接肾毒性以及药物过敏反应等。此外，患者的基础疾病、药物剂量、用药时长及联合用药等因素也会增加 AKI 的发生风险。这种多因素进一步增加了 AKI 早期诊断的难度。临床上通常将血清肌酐水平升高或尿量减少作为 AKI 的诊断标准，然而这些指标对肾功能损伤的反应较为滞后，临床上仍然缺乏高灵敏度的早期生物标志物和诊断方法。为应对这一挑战，研究者设计了三种靶向相关分子标志物的激活式近红外荧光成像探针，分别靶向与氧化应激相关的超氧阴离子、与溶酶体损伤相关的 N－乙酰－β－D－葡萄糖苷酶，以及与细胞凋亡相关的 Caspase－3。这些探针均具备优异的肾脏清除特性，能够在肾脏组织中实现特异性检测。小鼠成像实验表明，这三种探针可以检测到顺铂、庆大霉素和碘造影剂引发的急性肾损伤，并能捕捉到氧化应激、溶酶体损伤以及细胞凋亡等病理事件的级联顺序。此外，在顺铂引起的 AKI 模型中，这些探针能够比现有的成像方法至少提前 36 小时检测到肾损伤的发生，展示出在 AKI 早期诊断中的巨大临床潜力。这些成果不仅为 AKI 的早期诊断提供了可能，也为药物毒性评价提供了全新的工具，特别是在实时体内监测复杂病理过程方面展现出显著优势。

第三节 药物示踪和体内动力学研究

一、概述

小动物活体光学成像广泛应用于药物在体内靶向、分布及代谢的研究。与药效动力学中的应用不同，此类应用是以药物为直接观测对象，因此通常利用荧光探针直接标记药物本身，通过追踪荧光信号反映药物在体内的分布情况。

荧光染料与目标药物通过简单的物理/化学结合，被摄入小动物体内，通过观察荧光染料的荧光信号即可示踪药物在体内的转运和分布过程，为药物示踪和体内动力学研究提供了强有力的工具，用于实时监测药物在体内的动态变化、提高药物的靶向性、监测药物释放、评估药物载体的生物安全性以及优化药物设计。

二、应用示例

（一）抗体或多肽类药物

研究抗体或多肽类药物是否具有靶向性，可以利用荧光染料通过化学键的结合标记目标抗体或多肽，经尾静脉注射后，利用小动物活体光学成像系统观测荧光信号，通过追踪体内荧光即可研究药物在体内的情况。研究者设计了一种治疗诊断抗体药物偶联物（ADC），名为Cy5-Ab-SS-SN38。其中Cy5是近红外五甲川青染料，Ab-SS-SN38是HER2特异性抗体曲妥珠单抗通过二硫键将抗肿瘤药物伊立替康的活性代谢物（SN38）连接起来发挥抗肿瘤药效的整体。研究者通过尾静脉注射的方式将ADC注入小鼠体内，并使用小动物活体光学成像系统来监测药物。Cy5染料通过提供荧光信号，使研究者能够实时监测ADC在体内的分布情况和在肿瘤中的累积。结果显示，与曲妥珠单抗单独使用或与SN38混合使用相比，ADC显示出更高的抗肿瘤效力，并且具有良好的靶向人卵巢癌SKOV3的能力。使用荧光染料AF680标记抗IL13Rα2抗体，通过荧光分子断层扫描（FMT），观察标记后的抗体在小鼠体内的分布。结果表明，抗IL13Rα2抗体在体内显示出良好的生物分布特性，具有抗原特异性的肿瘤靶向能力，并且在A375黑色素瘤异种移植模型中展现出显著的治疗效果。

（二）纳米药物

纳米药物的体内命运研究关乎其临床转化的成败，目前所面临的最大挑战之一是如何在体内实时准确地监测纳米药物。有研究者设计DiR（1,1-dioctadecyl-3,3,3′,3′-tetramethy lindotricarbocyanine iodide）标记纳米药物脂质体用于体内成像分析。DiR是亲脂性的羰花青荧光染料，其光吸收在近红外区域，具有较大的荧光强度，光稳定性好，可穿透动物组织，背景干扰小，适用于动物活体成像的示踪。将DiR包封于纳米药物脂质体的疏水双分子层之间，染料分子高度分散，发射荧光信号，随着脂质体在体内不断降解，染料分子被释放进入体液中，分子间较强的π-π相互作用及疏水作用致使分子间发生聚集而后荧光完全猝灭。因此，荧光信号即代表脂质体的信号，通过追踪体内荧光即可研究脂质体在体内的转运和分布过程。柴胡水提液+DiR脂质体组肝脏部位荧光信号明显比DiR脂质体组强，且荧光信号强度与柴胡水提液剂量成正相关。这表明在小鼠体内柴胡对DiR脂质体具有肝脏导引作用，且与剂量相关，初步验证了柴胡"引药入肝"的肝靶向性。

第四节 细胞药物研究

一、概述

细胞治疗与传统药物不同，细胞治疗的过程与有效性不易界定。在细胞治疗的医学研究和临床应用中，其中一项挑战是如何了解注入细胞的体内行为。《细胞治疗产品研究与评价技术指导原则（试行）》指出，细胞治疗产品的分布以及存续的时间是影响细胞治疗产品安全性和有效性的最重要的因素，应进行动态观察，必要时需观察直至细胞消失或者功能丧失。可供选择的技术有影像技术、聚合酶链式反应（PCR）技术、免疫组化技术等。然而PCR技术和免疫组化技术属于侵入性测量，需要在细胞移植后取出相应的组织进行检测，具有一定的局限性，其不能够检测活体内的细胞，不能直观地反映移植细胞的位置、数量和运动的动态变化，而非侵入性成像的方法可以无创地监测移植细胞在动物体内的动力学和分布，对治疗过程进行长时间的追踪。

分子成像技术有望成为监测细胞治疗产品的体内生物学行为，包括移植细胞的分布、迁移、增殖、归巢，评估其安全性及治疗效果等的有力工具。影像学研究可以动态追踪细胞的迁移、增殖和最终命运，从而用于早期了解其安全性、作用机理和功效。为了更好地了解细胞的体内行为和治疗效果，通常建议使用动物模型评估细胞输注后的初始行为、器官分布和体内靶向等信息。因此，研究和建立有效的细胞标记技术，并在适当的动物模型上进行动物体内示踪，以探究细胞在体内的存活、分布、归巢等功能，了解治疗细胞的体内行为是其开发和临床转化的基础。

二、细胞的标记与活体示踪

（一）直接标记法

直接标记法是一种常用的细胞标记方法，该方法主要是在细胞移植前将示踪剂引入细胞，追踪细胞标记物进行成像即可追踪细胞。根据主要的成像方式，其可以分为使用荧光染料对细胞进行标记以用于光学荧光成像、使用超顺磁性氧化铁颗粒（Superparamagnetic Iron Oxide，SPIO）标记细胞用于MRI、使用放射性核素标记细胞用于PET/SPECT。直接标记法简单，不涉及细胞的基因改造。

经典的方法是使用荧光染料标记细胞或者被设计成在近红外范围内表达荧光蛋白，从而为体内检测提供更大的成像深度。目前常用的荧光染料主要有有机染料和无机染料。有机染料价格实惠，易于使用，并且具有良好的毒性特征，其中使用最多的荧光染料主要是一系列的亲脂性膜染料，其容易嵌入细胞膜内，从而标记细胞膜。目前已经研究出多种荧光染料，如近红外荧光亲脂染料DiR、远红外的DiO、发出红色荧光的DiI、吲哚菁绿等。这些染料对细胞的迁移及归巢能力影响较小，可用于直接细胞标记和光学成像。例如，采用DiR直接标记小鼠胚胎干细胞，将标记的干细胞注射到荷胃肿瘤小鼠体内，通过小动物活体荧光成像仪在24小时内监测DiR标记的胚胎干细胞的体内分布，荧光成像结果显示标记的干细胞在注射10分钟后就靶向胃癌组织，在注射后2小时达到峰值。FLI虽具有实验成本低、荧光染料标记能力强、信号强度大、成像速度较快、应用范围广等优点，但是非特异性的荧光限制了其灵敏度和检测深度，难以精确进行体内定量。

（二）间接标记法

间接标记法需要对细胞进行基因改造，即将报告基因引入需要标记的细胞。报告基因被翻译成酶、受体或者生物发光蛋白。

细胞可以通过工程改造或者修饰以表达荧光素酶，荧光素通过腹腔注射给药以进行成像。催化反应只能发生在活细胞中，所以生物发光成像可以用来示踪表达荧光素酶的细胞并评估其活力,常用的荧光素酶主要有Gaussia荧光素酶、海肾荧光素酶、萤火虫荧光素酶等,其中萤火虫荧光素酶被广泛用于临床前小动物体内追踪细胞。例如,利用慢病毒颗粒转导人骨髓来源的MSCs,以表达萤火虫荧光素酶和增强型绿色荧光蛋白报告基因。将其通过尾静脉注射到荷人甲状腺癌或乳腺癌小鼠,通过BLI测量转导细胞的荧光素酶活性,可以观察到干细胞迁移到甲状腺癌和乳腺癌部位。BLI作为非侵入性体内成像工具具有许多优势,如特异性强、背景噪声低,在体内可检测几百个细胞。然而,含有外源报告基因的转基因细胞的安全性问题阻碍了它们在人体研究中的应用。BLI的另一个限制是光在体内被散射和吸收,这导致其分辨率低和穿透深度有限。目前BLI的应用仅限于在小动物体内示踪转染的干细胞及肿瘤细胞等。

(李新 程妍)

第八章 拉曼光谱在药物分析中的应用

第一节 常见的拉曼光谱分类

一、表面增强拉曼光谱

自然状态下，拉曼光谱信号通常较为微弱，并且容易受到样品中其他组分的干扰。为增强信号强度，表面增强拉曼光谱（Surface-enhanced Raman Spectroscopy，SERS）应运而生，通过将待测分子吸附在粗糙金属（如金、银、铜）纳米结构的表面，大幅提高了拉曼信号的强度，显著提升了检测的准确性和灵敏度。SERS 基于电磁增强和化学增强机制，其中电磁增强是其主要机制。当入射光的频率接近金属纳米颗粒表面自由电子的振荡频率时，产生局域表面等离子体共振效应（Localized Surface Plasmon Resonance，LSPR），从而在颗粒表面形成"热点"区域，极大地增强了样品的拉曼信号。SERS 的发生要求纳米颗粒间隙小于 10nm，通常通过调节材料的纳米阵列结构来实现。优化后的纳米阵列具有高 SERS 增强因子，被广泛用于细胞免疫检测和生物分子成像。例如，通过修饰金纳米颗粒增强了禽流感病毒 H3N2 的 SERS 信号，实现了灵敏检测。然而，SERS 在实际应用中面临信号的稳定性和可重复性等问题，需通过调整纳米颗粒的形状和表面化学，进一步提高信号稳定性。

二、针尖增强拉曼光谱

针尖增强拉曼光谱（Tip-enhanced Raman Spectroscopy，TERS）结合了扫描探针显微镜与拉曼光谱，可以在纳米尺度上进行高分辨率成像。通过在纳米探针的顶端形成 LSPR，TERS 实现了远超光学衍射极限的分辨率，使其在表面科学和材料科学中得到广泛应用。TERS 能够提供细胞组分的化学键指纹信息和表面形貌信息，例如，TERS 已成功用于双链 DNA 上单个碱基的识别及脂肪细胞的纳米级成像。

三、相干拉曼光谱

相干拉曼光谱（Coherent Raman Spectroscopy，CRS）通过多光子过程增强拉曼信号强度，主要包括相干反斯托克斯拉曼散射和受激拉曼散射。这两种技术在生命科学中具有巨大的应用潜力，能够显著提高成像速度和信号强度，适用于高分辨率的生物成像。

四、共振拉曼光谱

共振拉曼光谱（Resonance Raman Spectroscopy）通过将激发光源的频率调整至与样品的电子吸收谱带相匹配或接近的频率，使入射光与电子发生共振，显著增强某些拉曼谱带的信号强度。与传统拉曼光谱相比，共振拉曼光谱能够将信号强度提高数个数量级，因此特别适用于低浓度或微量样品的检测，以及生物大分子如色素和酶的研究。共振拉曼光谱主要包括表面增强共振拉曼光谱（Surface Enhanced Resonance Raman Spectroscopy，SERRS）和偶氮增强拉曼散射（Azo-enhanced Raman Scattering，AERS，又称分子内共振拉曼光谱）。

五、拉曼光谱成像

拉曼光谱成像（Raman Spectroscopic Imaging，RSI）结合了拉曼光谱分析与显微技术，通过将激发光聚焦至微米级，实现对样品微观区域的精确数据收集和分析。共聚焦显微拉曼光谱不仅具有常规拉曼光谱的特点，还提供更高的分辨率，广泛应用于生命科学和纳米材料的研究。但由于常用的激发光波段处于可见光区域，荧光背景干扰较为显著。在处理不透明或高度散射样品时，空间偏移拉曼光谱（Spatially Offset Raman Spectroscopy，SORS）能够实现非侵入性的内部检测。光纤探针技术则扩展了拉曼光谱在医学成像和手术导航中的应用，适用于体内和难以接近的样品检测。此外，选择性扫描拉曼光谱（Selective-sampling Raman Imaging，SSRS）通过优化扫描路径，显著减少了成像时间，提高了快速检测的效率。基于拉曼标签的技术，通过拉曼活性标签标记目标生物分子，增强了复杂生物样品的检测精度，使多重生物标记和复杂系统分析更加高效。

第二节 拉曼光谱的数据处理与分析

一、概述

拉曼光谱和拉曼光谱成像在获取样品的分子信息时，会生成包含样品信号、噪声和干扰的原始光谱数据。直接峰值分析是一种简单直观的方法，通过测量拉曼光谱中感兴趣峰值的高度、面积或位置，量化样品中化学浓度的变化。尽管该方法在面对复杂光谱时可能难以有效区分重叠的峰值，但仍是定量分析的重要工具。为了提取有用的光谱信息并消除潜在的干扰，数据预处理和后续的化学计量学方法分析是重要的步骤。

二、数据预处理

数据预处理的主要目的是消除背景干扰、降低噪声以及去除由仪器或环境引起的不相关光谱信号。常用的预处理技术包括 Savitzky–Golay 平滑法、标准正态变量（SNV）、乘法散射校正（MSC）、导数分析、离散小波变换（WT）以及降维技术。在实际应用中，需根据样品特性和分析目标选择最佳的预处理方法，并对不同方法进行评估和验证，以确保处理后的数据能够反映样品的真实信息。

三、化学计量学方法分析

在完成数据预处理后，化学计量学方法被广泛应用于构建分类或预测模型，以从光谱数据中提取有意义的信息。常见的分析方法包括无监督学习和监督学习。无监督学习如主成分分析（PCA），用于识别数据中的主要变化模式，简化高维数据，并揭示光谱数据中的潜在结构。PCA 能够有效地降低数据维度，同时保留大部分重要信息，在处理复杂生物样品光谱时尤为有用。

监督学习方法则利用标记数据进行分类和预测。常用的监督学习方法包括线性判别分析（LDA）、支持向量机（SVM）、人工神经网络（ANN）和偏最小二乘判别分析（PLS-DA）。这些方法通过训练标记数据，创建分类模型，从而能够有效地分类未知样品。例如，LDA 通过最大化类别间的方差与最小化类别内的方差来找到最佳的分类投影方向，在疾病诊断和组织分类中表现出色。SVM 则通过寻找最优超平面，处理复杂的非线性光谱数据，特别适用于高维度数据的分类问题，并揭示样品中隐藏的化学或物理信息。

四、数据分析模型的构建与优化

在构建拉曼光谱分析模型时，避免模型偏差至关重要。通常，模型在分析用于创建模型的光谱时表现较好，但在处理新光谱时可能表现不佳。为了确保模型的准确性，必须将数据分为训练集、验证集和测试集。训练集用于创建模型，验证集用于调整模型参数，而测试集用于评估模型的最终性能。这一流程能够避免过拟合，并确保模型在面对未知数据时依然具有良好的预测能力。为了提升准确性和鲁棒性（Robustness），通常需要结合多种算法进行综合分析。预测模型的选择和优化至关重要，均方误差、均方根误差以及系数 R^2 等指标可以用于调整模型参数，从而提高模型的性能。通过不断优化和验证，拉曼光谱与成像技术能够更加有效地用于复杂样品的分析和分类。

第三节 拉曼光谱的应用

一、概述

拉曼光谱及其成像技术（RSI）通过激光与样品的非接触式相互作用，提供高分辨率的分子成分分布和空间结构图，显著减少了样品制备时间和分析成本。

二、药物晶型分析

（一）应用特点

1）高分辨率与成像能力：RSI可以精确检测药物中不同晶型的微小变化。受激拉曼散射（SRS）和相干反斯托克斯拉曼散射（CARS）成像技术可以展示药物中多晶型的空间分布，SRS在检测微小光谱变化方面尤其出色。RSI不仅可以用于监测API的晶型转变，还能在分子层面提供化学成分的空间分布信息，帮助优化药物配方和制造工艺。

2）无损、快速与多功能性：与传统方法相比，RSI能够实现样品的原位分析，提供高分辨率的空间化学图像，是快速筛查和现场质量控制的理想工具。RSI还具有较强的适应性，适用于固体、液体等多种药品样品，扩展了其在药物分析中的应用场景。

（二）应用范围

1）药物晶型稳定性研究：RSI广泛应用于API晶型稳定性的研究，特别是在不同晶型转变的实时监测中。例如，RSI能够在片剂生产过程中实时监测API的晶型转变，帮助优化晶型选择，以提高药物的溶解性和生物利用度。通过提供高分辨率的晶型图像，RSI在确保药物批次一致性和提高产品稳定性方面发挥重要作用。

2）粒径分布监控与工艺控制：API的粒径分布是药品制造中的重要工艺参数，其变化会影响药物的流动性、过滤性和干燥过程，进而影响下游加工和产品质量。RSI可以高效地分析API的粒径分布，结合化学计量学算法，生成粒径的空间分布图，实现制药过程中全程的质量控制。

（三）应用示例

实验名称：卡马西平（Carbamazepine，CBZ）的多态性研究——温度诱导的多态性转变分析。

实验方法：使用WITec alpha300激光+共聚焦拉曼成像显微镜，在633nm激光激发下，对CBZ样品进行150×150点和250×250点的拉曼成像，详细分析样品的分子变化。通过 Perkin Elmer Diamond DSC 进行热分析，评估 CBZ 在 25℃至 195℃范围内的熔化与结晶动态，进行加热－冷却循环。结合 Philips XRD 仪器进行温度依赖的 XRD 分析，观测晶型转变过程。同时，使用 Bruker RFS 100/S 仪器测量 CBZ Ⅲ 和 CBZ Ⅰ 的傅里叶变换－拉曼（FT－Raman）光谱。

实验结果：①拉曼成像，在 25℃时，CBZ Ⅲ 与 CBZ Ⅰ 的拉曼光谱呈现明显差异，如 104 cm^{-1}（CBZ Ⅲ）和 118 cm^{-1}（CBZ Ⅰ）处的特征带。通过 k－means 聚类分析，可以有效区分 CBZ Ⅲ、CBZ Ⅰ 和降解产物 IMS。②DSC 分析，在加热至 174.5℃时，CBZ Ⅲ 熔化并结晶为 CBZ Ⅰ。在冷却过程中，CBZ Ⅰ 在 175.3℃时重新结晶。③XRD 分析，CBZ Ⅲ 的 XRD 图谱显示出 ρ－单斜晶系的特征峰，样品在加热至 178℃后，逐渐出现 CBZ Ⅰ 的特征峰。④FT－Raman 光谱，CBZ Ⅲ 和 CBZ Ⅰ 在 1500～1600 cm^{-1}、1000～1100 cm^{-1} 和 3040～3065 cm^{-1} 区域的 FT－Raman 光谱显示显著差异。

示例解析：拉曼成像能够精确识别并区分 CBZ 的不同晶型，并可绘制出其在样品中的分布图。这种技术在药物质量控制中具有重要应用，有助于监控药物在生产和储存过程中的晶型稳定性，确保其疗效。通过拉曼成像，研究者可以更高效地分析药物晶型的变化，为制剂开发和优化提供科学支持。

三、含量均匀性评估

（一）应用特点

1）高效性与精确性：与传统方法相比，RSI 的无损、非接触特性使其在含量均匀性评估中具有优势，不仅提高了分析效率，还减少了对样品的破坏性。

2）多种剂型的适用性：RSI 适用于不同形式的药物制剂，从片剂、悬浮液到多组分药物，都能进行含量均匀性评估。RSI 为复杂制剂的分析提供了多功能的解决方案。RSI 生成药物内部的化学成分分布图，具有细致的空间解析能力。它不仅可以定量分析 API 的含量，还能揭示不同成分在制剂中的空间分布情况。

（二）应用范围

1）片剂和组合制剂中的均匀性评估：在片剂及组合制剂中，RSI 能够快速评估 API 的分布情况，确保多种成分在片剂中的均匀性，尤其适用于评估低剂量片剂中 API 的均匀分布。

2）干粉吸入剂中的成分分布分析：对于吸入剂等微粉剂型的含量均匀性评估，共聚焦拉曼成像显微镜可在微小颗粒和复杂的多相体系中分析 API 的分布情况。通过高分辨率的空间成像精确测定吸入剂中的药物成分是否均匀，确保每次吸入的药物剂量稳定可靠。

3）液体制剂与悬浮液的分析：通过 RSI 可以直接观察悬浮液中 API 的聚集和分布情况，快速识别成分在溶液中的分布不均问题，帮助优化悬浮液的配方和制造工艺，确保产品在使用过程中的稳定性和疗效。

（三）应用示例

实验名称：共聚焦显微拉曼光谱成像技术分析冻干制剂中注射用培美曲塞二钠的药物分布均匀性。

实验方法：使用 LabRAM HR Evolution 型共聚焦显微拉曼光谱仪，激发光波长为 532nm，50 倍物镜，孔径 200μm。光谱采集时间为 5 秒，每个样品采集 1 次，以减少光照损伤。首先对培美曲塞二钠和甘露醇对照品进行单光谱采集，确定其特征峰分别为 1625cm^{-1} 和 480cm^{-1}。取 5 个厂家的冻干样品，在上表面 12 点、3 点、6 点、9 点及中心位置的 5 个区域进行成像采集，采集步长为 20μm，步数为 30（X 轴）×20（Y 轴）。采用特征峰强度比值法处理数据，并通过绘制峰强度比值频次直方图，计算 RI mean、h/w 等参数，评估药物分布均匀性。

实验结果：①原研产品，5 个区域内 h/w 平均值为 1.5，药物分布均匀性最佳。②仿制药 1 号，h/w 平均值为 3.4，均匀性略逊于原研产品。③仿制药 2 号，h/w 平均值为 5.1，分布与仿制药 1 号相近。④仿制药 3 号，h/w 平均值为 0.09，药物分布极不均匀。⑤仿制药 4 号，h/w 平均值为 16.5，但区域间 RSD 较大，均匀性差异显著。

示例解析：冻干制剂具有疏松多孔结构，拉曼光谱采集时的平面不如片剂平整，可能导致不同扫描点的信号差异。采用峰强度比值法进行成像分析，可以有效减小此影响，提升含量均匀性分析的精度。该技术为不同厂家冻干制剂的均匀性评估提供了科学依据，有助于仿制药与原研药品的质量对比。

四、固体制剂的崩解与溶出曲线预测

（一）应用特点

1）全面的化学与空间分辨能力：RSI 能够提供传统溶解测试方法（如桨法）无法提供的化学变化和空间分布信息，结合化学计量学分析，可实时监测生成溶解过程中化学成分的变化，并描绘溶解过程中 API 与辅料之间的相互作用，从而提供全面的溶解行为评估。

2）高精度溶出曲线预测：RSI 能够利用偏最小二乘（PLS）模型，通过单点模式、平均模式和多点模式对药物的溶出曲线进行预测。与传统的溶解测试相比，这种方法能更准确地反映药物在溶解过程中的分子变化和动态特征，尤其在缓释片剂和复杂剂型的溶出行为预测中展现出独特的优势。该技术还可以验证模型预测的准确性，从而提高溶出曲线数据的可靠性和精度。

3）实时监测与高精度分析：与传统方法相比，这种实时捕捉与分析功能使 RSI 更适合揭示药物崩解和溶解机制，为优化药物配方和制剂设计提供了科学依据。

（二）应用范围

1）难溶性药物的溶解行为分析：RSI 在研究难溶性药物的溶解行为中具有突出作

用。对于传统方法难以揭示的溶解过程中的分子变化，RSI 可以通过高分辨率的化学成像技术加以观察。通过实时分析药物在不同溶剂或不同 pH 值条件下的溶解过程，RSI 能够提供关于药物崩解与溶解的全面数据，有助于解决难溶性药物的吸收问题，改善其生物利用度。

2) 溶解行为的机制研究与配方优化：RSI 不仅可以提供药物在水介质中的溶解速率和离子释放信息，还能分析药物和辅料在溶解过程中的协同效应。通过观察崩解过程中 API 和辅料之间的分子相互作用，RSI 帮助研究者更好地理解药物溶解的内在机制，为配方设计提供精准的数据支持。这种深入的分析能力有助于改进现有的制剂设计，从而确保药物在临床应用中的一致性和有效性。

（三）应用示例

实验名称：盐酸青藤碱缓释片的溶出曲线预测。

实验方法：制备 36 批盐酸青藤碱缓释片。每批药片的溶出行为通过 Agilent 708-850 DS 溶出仪进行桨盘法测试，利用 Agilent Cary 8454 紫外分光光度计在 265nm 波长下测量不同时间点的溶出量。同时，使用 Horiba Jobin Yvon XploRA PLUS 拉曼光谱仪结合 Olympus 显微镜采集片剂中心区域的拉曼光谱数据。光谱数据采用单点模式、平均模式、多点模式三种成像模式处理，并使用偏最小二乘回归法对特定时间点的溶出和指数函数参数建模，通过模型的准确度和精度评价三种模式的性能。

实验结果：在 pH 值 6.8 的磷酸盐缓冲介质中进行溶出测试，结果显示在 12 小时内药物释放缓慢，24 小时内累积溶出率达到 100%。溶出曲线通过三参数指数函数拟合，拟合度较高（R^2 为 0.96~0.99）。通过主成分分析处理拉曼光谱数据，预测特定时间点的溶出情况和指数函数参数，结果显示多点模式在准确度和精度上优于单点模式和平均模式。

示例解析：本研究通过多批次片剂验证了 RSI 在溶出曲线预测中的有效性，尤其是在样品差异较大的情况下，仍然能保持高精度。RSI 结合多点模式的数据处理方法，为快速、准确预测药物溶出曲线提供了强有力的工具，有助于优化药物的缓释设计和质量控制。

五、药物包衣的测定

（一）应用特点

1) 无损检测与高分辨率成像：RSI 在药物包衣分析中具有无损、高分辨率的优势，可以精确测量包衣层的厚度、均匀性和化学成分。通过三维成像可以揭示包衣层的空间分布，还能提供包衣与核心药物颗粒间的相互作用信息。

2) 化学成分和结构分析：RSI 的高分辨率成像能力可以详细描述包衣材料的分布，为包衣工艺的进一步优化提供数据支持。

(二) 应用范围

1) 颗粒药物包衣的三维成像：通过 RSI 对颗粒药物进行三维成像，可以精准分析包衣层的厚度和均匀性，揭示药物核心与包衣材料之间的交互作用。

2) 包衣工艺优化与材料筛选：RSI 用于不同包衣材料在药物表面分布的化学成分分析，帮助研究者选择最佳的包衣材料。通过对材料特性的细致分析，可以调整包衣配方和工艺，以提升药物的保护性和控制释放效果，为新型药物制剂开发提供科学依据。

(三) 应用示例

实验名称：RSI 分析对乙酰氨基酚颗粒的包衣厚度和均匀性。

实验方法：以对乙酰氨基酚为模型药物，巴西棕榈蜡为包衣材料，按 75∶25 的质量比混合，在 30Hz 振动球磨机中干法包衣 60 分钟。使用 Renishaw inVia Reflex 拉曼显微镜，对包衣颗粒的微观结构进行测量和评估，分析包衣层的厚度和均匀性。

实验结果：巴西棕榈蜡在对乙酰氨基酚表面形成了两种包衣形式，一种是多孔包衣层，另一种是变形的蜡颗粒分布在表面。包衣厚度在 $100\sim800\mu m$ 的颗粒中变化较大，平均厚度为 $(5.9\pm4.2)\mu m$，表明包衣层的均匀性存在显著差异。

示例解析：RSI 在包衣颗粒的微观分析中展示了其精确性。通过对包衣厚度和分布进行详细测量，该技术可以评估包衣的均匀性，为改进包衣工艺和优化药物释放特性提供科学依据。

六、生物药物分析

(一) 应用特点

生物药物包括核酸、蛋白质、脂质等，作为治疗性分子在制药领域中具有重要作用。RSI 在这些生物药物的分析中展现了独特的优势，能够提供有关结构、相互作用及功能等重要信息，从而推动生物药物的研发和应用。

(二) 应用范围

1) 核酸药物分析：核酸药物是细胞中至关重要的生物分子，在基因治疗和疫苗研发中扮演着关键角色。RSI 能够通过检测 DNA 和 RNA 的特征性振动模式，提供其分子结构和构象变化的详细信息。尤其是在研究基因药物的稳定性、配体与核酸的相互作用时，RSI 能够无损且高精度地监测这些变化，为核酸药物的研发和制备提供可靠的数据支持。

2) 蛋白质药物分析：蛋白质药物，如单克隆抗体和酶制剂，是治疗多种疾病的重要手段。RSI 可以通过检测肽骨架、氨基酸侧链及二硫键的振动，提供蛋白质的构象信息。此外，RSI 还可用于分析蛋白质药物中的芳香族氨基酸（如色氨酸和酪氨酸）的特征性振动，进而帮助理解蛋白质的结构和功能。

3) 脂质药物分析：脂质药物，如脂质体和脂质纳米颗粒，常用于药物递送系统。RSI可以分析脂质双层的厚度、脂肪酸链的饱和度以及药物在脂质载体中的分布情况，从而优化药物递送效率。此外，RSI还能实时监测脂质纳米颗粒在体内的行为，为脂质药物的制备和优化提供精准的数据支持。

4) 其他生物分子药物分析：除核酸药物、蛋白质药物和脂质药物外，其他生物分子药物如多糖类药物（如透明质酸和壳聚糖）也具有重要的治疗作用。RSI能够检测这些分子的特征振动模式，如多糖中的C－O－C键振动，用于研究其分子结构和功能。此外，RSI还可用于检测细胞代谢物，如葡萄糖和乳酸，帮助分析生物分子药物的代谢路径和药效。

七、体内药物与生物分析

（一）应用特点

1) 无标记成像与高分辨率分析：RSI具备无标记成像的显著优势，不需要使用染料或标记物，避免了对生物系统的干扰。相比传统成像方法，RSI能够保留细胞和分子的自然状态，同时提供高分辨率成像。例如，受激拉曼散射显微镜成功应用于DNA的无标记成像，避免了荧光染料可能带来的毒性，为研究生物分子的天然状态提供了可靠方法。

2) 分子信息获取与动态监测：RSI通过分析分子振动光谱，能够精确获取小分子的定量信息，并观察其在生物体内的空间分布和动态变化。这种能力使得研究者可以更深入地了解生物分子在细胞中的功能和行为，促进了对细胞代谢和生物分子机制的理解。

3) 单细胞和亚细胞器的功能成像：RSI结合生物正交拉曼探针技术，实现了对单细胞及亚细胞器的高分辨成像和功能分析。它在研究细胞代谢、药物摄取、细胞器功能等方面具有独特优势，克服了传统成像方法的局限性，使活细胞的定向拉曼成像成为可能。

（二）应用范围

1) 疾病诊断与分子标记物检测：在生物医学领域，RSI能够识别特定分子标记物，辅助早期癌症等疾病的诊断。通过无损分析，RSI可以揭示疾病相关的分子变化，为临床诊断提供高精度的支持。

2) 组织工程与药物传递研究：RSI可与其他成像手段结合，提升在组织工程中的应用潜力。例如，RSI通过监测组织中药物或生物材料的分布，为研究药物在体内的传递过程提供了详细的成像信息，优化了药物设计与应用。

3) 细胞成像与功能分析：在细胞成像领域，RSI可以精准成像单细胞或细胞器，分析其在不同条件下的功能变化，如药物摄取或代谢反应。RSI为细胞生物学和医学研究提供了高分辨率的数据支持，有助于研究者理解细胞的行为和内部机制。

(三) 应用示例

实验名称：利用聚二炔烯（PDDA）衍生物的超强炔烃拉曼信号实现亚细胞器的定向靶向。

实验方法：采用主体-客体拓扑化学聚合策略合成 PDDA，并通过 Bruker AXS SMART CCD X 射线单晶衍射仪验证其结构。通过侧链修饰，对 PDDA 进行功能化，连接上不同的生物靶向基团。使用 Princeton Instruments Acton SP-2500 激光拉曼光谱仪配备的 PyLoN-100BR-eXcelon 液氮冷却 CCD 相机，测量 PDDA 的拉曼光谱。将功能化的 PDDA 与 HeLa 细胞共孵育，实现细胞器靶向标记。利用 Olympus LUMFLN 60XW 共聚焦激光扫描显微镜（CLSM）和受激拉曼散射成像系统，对活细胞进行高分辨率成像。

实验结果：PDDA 在细胞的拉曼静默区（$1800 \sim 2800 cm^{-1}$）显示出超强的内在拉曼信号，强度比传统炔烃探针高出约 10000 倍。通过侧链修饰，研究者制备了一系列靶向不同细胞器的 PDDA 衍生物，并利用 SRS 成像技术，以低激光功率和探针剂量，实现了对溶酶体、线粒体和细胞核等细胞器的高时空分辨率成像。

示例解析：PDDA 是一种高效拉曼探针，在活细胞成像中具有潜力。它具有超强的拉曼信号、良好的水溶性和生物相容性，通过侧链修饰实现靶向特定细胞器，为活细胞成像提供了新的工具。其在低激光强度下实现高分辨成像，成为理想的生物成像探针。

第四节 小结与展望

RSI 在药物分析中具有广泛的应用前景，尤其在药物成分分析、质量控制以及生物分析等领域。然而，RSI 的应用仍面临一些技术挑战和发展瓶颈。首先，拉曼散射信号通常较弱，导致灵敏度低，这是限制 RSI 广泛应用的一大问题。尽管表面增强拉曼光谱通过增强拉曼散射信号在一定程度上解决了这个问题，但其可重复性差，这仍是一个待解决的难题。相干反斯托克斯拉曼散射和受激拉曼散射等技术尽管具有较快的成像速度和较高的质量，但高昂的成本限制了其在制药行业的普及。在实际应用中，RSI 的设备稳定性和数据处理复杂性也阻碍了推广。仪器对环境温度较为敏感，高精度要求下，长期使用可能导致光路偏移，影响测量精度。此外，RSI 生成的海量数据需要高效的处理和分析，这对算法提出了更高的要求。现有的多变量数据分析方法，如主成分分析和多元曲线分辨分析，虽然在处理复杂数据方面表现出色，但仍需进一步优化以适应不同的应用场景。

未来的研究应重点关注提高拉曼信号强度、开发新型数据处理算法以及提升设备的稳定性。标准化 RSI 的应用将有助于提高不同实验室之间的数据可比性，推动 RSI 在药物分析中的广泛应用。此外，将 RSI 与人工智能相结合，有望实现药物分析过程中更为智能化的决策支持，进一步提升药品质量控制的效率与精度。总之，随着技术的不断进步，RSI将在药物分析领域发挥越来越重要的作用，为药物分析的发展提供有力支持。

（李大鹏）

第九章 诊疗一体化与精准医学

精准医学（Precision Medicine）是应用现代医学、遗传学、分子影像学、生物信息学等多学科的手段和方法对疾病进行早期诊断以及精准分型，进而制订个体化的诊疗方案的医疗策略。相比于传统医学模式，精准医学的优势在于深入了解患者的个体化差异，从而制订更加有效的诊疗方案。目前精准医学的理念以及治疗模式已经在临床中得到实践和推广，未来精准医学的价值将会随着科技的发展以及不同学科的交叉联用而进一步体现。

1998年，John Funkhouser首次提出诊疗一体化（Theranostics），将诊疗一体化定义为"根据疾病状态干预治疗手段的能力"。随着诊疗一体化的迅速发展，该定义也得到了扩展。目前，诊疗一体化是指一种新型的生物医学技术，可以将疾病的针对性诊断和治疗有机结合起来，利用该诊断程序来确定适合接受特定治疗的患者。

分子影像指导下的一体化精准诊疗可以无创地表征人类疾病进程中生物分子的变化，用于疾病的预测、诊断、治疗评估以及预后观察，同时可以给予精准化的药物治疗，帮助患者获得更好的治疗效果。在未来，通过改进相关技术，诊疗一体化可以获得更多突破，并有望在临床实施中解决更多的难题，实现减轻患者痛苦、改善患者生活质量的目标。

第一节 分子影像指导下的放射性核素诊疗一体化

一、概述

分子影像指导下的放射性核素诊疗一体化是目前的研究热点之一。放射性核素诊疗一体化（Radiotheranostics）是指将放射性核素的诊断和治疗结合起来，筛选出具有某种特定生物学行为的患者或疾病类型，并给予相应的放射性核素治疗。目前放射性核素诊疗一体化已经在前列腺癌、神经内分泌肿瘤、嗜铬细胞瘤中有了较为成熟的应用。

二、应用示例

（一）前列腺癌的放射性核素诊疗一体化

1. 基本原理

前列腺癌（Prostate Cancer，PCa）是指发生在前列腺的上皮性恶性肿瘤。如何实现早期诊断和无创诊疗一体化成为该疾病研究的热点。20世纪80年代，人们发现了前列腺特异性膜抗原（Prostate-specific Membrane Antigen，PSMA），因为其在前列腺癌细胞表面高表达，被认为是治疗PCa及其转移的重要靶点之一。近年来，利用放射性核素标记PSMA抗体的技术在诊疗一体化方面取得了进展。

这项技术的优势在于将放射性核素与PSMA抗体结合。通过PET/CT实现非侵入性的检测，提供高分辨率的显像，此外，该技术还可应用于放疗，通过向癌细胞释放放射性核素，直接杀灭癌细胞。这种无创的诊疗一体化技术减少了患者的不适和并发症风险，同时提高了治疗效果和生存率。

2. 具体应用

研究发现，使用 ^{68}Ga-PSMA-11 PET/CT 能够在 PCa 患者发生生化复发后实现 100% 的诊断准确性，对于 PCa 患者的精准分期以及个体化管理也具有指导意义。相比于传统的多参数磁共振成像（Magnetic Resonance Imaging，MRI），^{68}Ga-PSMA-11 PET/CT 可以提供更精确的 PCa 诊断和分期信息，为临床医生提供更可靠的工具来评估 PCa 的复发和进展，帮助制订更有效的治疗方案。

（二）嗜铬细胞瘤的放射性核素诊疗一体化

1. 基本原理

嗜铬细胞瘤（Pheochromocytoma）为起源于神经外胚层嗜铬组织的肿瘤，是一种罕见的肿瘤。这种肿瘤可发生在肾上腺或肾上腺以外的位置，患者常常出现头痛、心悸等其他疾病的典型症状，使得诊断变得困难。对于早期患者来说，手术切除是最佳的治疗选择。但是，对于那些无法接受手术的患者，放射性核素诊疗一体化可以帮助他们减轻痛苦。

目前，相较于常规的 MRI 来说，放射性核素诊断成像作为嗜铬细胞瘤确诊后的功能性成像方法具有更高的分辨率和准确度。常见的核素诊断方法包括 ^{68}Ga-DOTATATE-PET-CT、^{18}F-FDG-PET-CT 以及 ^{124}I-MIBG-PET-CT 等。

2. 具体应用

2019年，FDA批准采用最新的工艺方法来生产药物 ^{131}I-MIBG，以解决此前治疗该疾病的药物疗效不佳的问题。长期研究发现，在125位患者中，有75%的患者在接受 ^{131}I-MIBG 治疗后报告了疼痛、疲劳和血压问题的改善，并且该治疗还在一定程度上延长了患者的生存时间。此外，研究者发现 ^{124}I-MIBG PET/CT 可以帮助患者确定 ^{131}I-MIBG 的剂量，并监测肿瘤的吸收情况，避免超过毒性阈值，以实现精准医疗的目的。

研究表明，放射性核素诊疗一体化在嗜铬细胞瘤的治疗中具有重要作用，相关药物的创新研发具有潜在价值。

（三）放射性核素诊疗一体化的其他应用

放射性核素诊疗一体化除了作用于以上的个体化特异性肿瘤，对于恶性肿瘤骨转移的精准诊疗也有成熟的临床方案。

放射性核素显像诊断是目前常用的检查方法。常见的显像方法有骨显像以及 PET/CT 显像。骨显像在临床中最常用的显像剂是 ^{99m}Tc-MDP，探测 ^{99m}Tc 衰变产生的 γ 射线，通过后处理获得清晰的骨骼影像。除此之外，^{18}F-NaF PET/CT 可以反映血流状况以及骨骼重建的情况，相较于 ^{99m}Tc-MDP，其具有更高的骨骼摄取率，从而帮助医生进行更准确的诊断。

而放射性核素诊疗一体化通过 ^{89}Sr、^{153}Sm、^{186}Re 等进行放射性核素治疗，可以有效地缓解患者的病痛，延长其生存期限。对于放射性核素诊疗一体化在精准医学领域的进一步应用，还需要科研人员以及临床医务工作者的共同努力，研发新的靶向核素药物，提高放射性核素诊断的分辨率、准确性以及安全性。

第二节 分子影像指导下的靶向药物治疗

一、靶向药物治疗

靶向药物治疗（Targeted Drug Therapy）是一种先进的癌症治疗策略，它基于肿瘤细胞与正常细胞在分子水平上的差异，通过特定药物精确作用于肿瘤细胞的分子靶点，如特定的酶、受体或信号通路，从而抑制肿瘤的生长和扩散。这些药物的作用机制包括受体抑制、酶抑制、调节免疫等，在提高治疗效果的同时减少对正常细胞的损害，实现精准治疗。

（一）受体抑制

1. 基本原理

受体抑制是药物作用机制中的一个重要方面，通过阻断或降低特定受体的活性来影响细胞信号传导。受体是细胞膜上的蛋白质，能够识别并结合特定的信号分子（如激素、神经递质等），从而启动细胞内的信号传导过程。药物可以通过竞争性或非竞争性方式与受体结合，抑制其功能，进而影响细胞的生理活动。受体抑制的机制包括激动剂拮抗、反向激动作用以及变构调节等。

2. 具体应用

研究者通过使用受体抑制剂来研究特定受体在疾病中的作用。例如，通过使用β-肾上腺素受体抑制剂普萘洛尔（Propranolol）来研究其在高血压治疗中的作用。首先，通过体外实验测定普萘洛尔与β-肾上腺素受体的结合力，然后通过动物模型评估其对血压的影响。实验结果表明，普萘洛尔能够有效降低高血压模型动物的血压，且其效果与受体结合力正相关。

这种研究方法不仅有助于理解药物的作用机制，还能为新药的开发提供重要的理论依据。通过受体抑制的研究，可以发现新的药物靶点，设计出更有效的治疗策略。

（二）酶抑制

1. 基本原理

酶抑制是药物作用机制中的一个重要方面，通过阻断或降低特定酶的活性来影响生物体内的化学反应。酶是生物体内催化化学反应的蛋白质，能够加速反应，但本身在反应前后不发生永久性变化。药物可以通过竞争性或非竞争性方式与酶结合，抑制其催化活性，进而影响生物体内的代谢过程。酶抑制的机制包括竞争性抑制、非竞争性抑制、反竞争性抑制以及自杀性抑制等。

2. 具体应用

研究者通过使用酶抑制剂来研究特定酶在疾病中的作用。例如，通过使用HIV蛋白酶抑制剂沙奎那韦（Saquinavir）来研究其在艾滋病治疗中的作用。首先，通过体外实验测定沙奎那韦对HIV蛋白酶的抑制作用，然后通过临床试验评估其对HIV感染者的治疗效果。实验结果表明，沙奎那韦能够有效抑制HIV蛋白酶的活性，从而减缓病毒复制，提高患者的生活质量。

（三）免疫调节

1. 基本原理

免疫调节是指通过调节免疫系统的功能来增强或抑制免疫反应，以达到治疗疾病的目的。免疫系统是人体抵御病原体入侵的重要防线，但过度或不足的免疫反应都可能导致疾病。免疫调节可以通过影响免疫细胞的活性、细胞因子的产生或信号传导途径来实现。常见的免疫调节机制包括免疫增强、免疫抑制和免疫耐受等。

2. 具体应用

研究者通过使用免疫调节剂来治疗自身免疫性疾病。例如，通过使用免疫抑制剂环孢素（Cyclosporine）来治疗类风湿性关节炎。首先，通过体外实验研究环孢素对T细胞活化的抑制作用，然后通过临床试验评估其对类风湿性关节炎患者的疗效。实验结果表明，环孢素能够有效抑制T细胞的活化和增殖，减轻关节炎症，改善患者的临床症状。

靶向药物是一类针对肿瘤细胞特定分子靶点设计的精准治疗药物，根据结构和作用机制主要分为单克隆抗体、小分子激酶抑制剂、免疫检查点抑制剂、抗体偶联药物、激素类药物、免疫调节剂、生物反应调节剂以及肿瘤疫苗等。这些药物通过不同的方式发挥作用，包括阻断肿瘤生长信号、激活或调节免疫系统、直接杀死肿瘤细胞或将细胞毒药物精确传递到肿瘤细胞中。靶向药物的分类有助于医生为患者选择最合适的治疗方法，以提高治疗效果并减少副作用。

靶向药物治疗具有显著的优势，精确作用于肿瘤细胞的分子靶点，与传统化疗相比，能减少对正常细胞的损害，从而减少副作用。此外，靶向药物如某些口服制剂，可在家中服用，提高了治疗的便利性和患者的生活质量。然而，靶向药物治疗也面临挑战，包括价格昂贵，适用范围有限，通常需要通过基因检测确认患者具有相应的基因突变才能使用。此外，随着治疗的进行，肿瘤细胞可能产生耐药性，导致药物效果下降。尽管存在这些挑战，靶向药物仍在不断进步，为肿瘤治疗带来了新的希望。

二、分子影像技术在靶向药物治疗中的应用

分子影像指导下的靶向药物治疗是一种精准医疗方法，利用分子影像技术来识别和可视化疾病过程中的特定分子和细胞过程。这种技术能够揭示疾病在分子层面的异常，包括肿瘤生长、血管生成、细胞信号传导异常等。在这种治疗方法中，分子影像技术不仅用于疾病诊断，还用于指导药物的选择、优化药物剂量、评估疗效以及监测治疗反应。

第三节　分子影像指导下的免疫治疗

一、免疫治疗

免疫治疗（Immunotherapy）是指针对机体低下或亢进的免疫状态，人为地增强或抑制机体的免疫功能以达到治疗疾病目的的方法。免疫治疗的方法有很多，适用于多种疾病的治疗。肿瘤的免疫治疗旨在激活人体免疫系统，依靠自身免疫机能杀灭肿瘤细胞和肿瘤组织。与以往的手术、化疗、放疗和靶向治疗不同的是，免疫治疗针对的靶点不是肿瘤细胞和组织，而是人体自身的免疫系统。

免疫治疗包括多种类型，如免疫检查点抑制剂、CAR－T 细胞疗法（Chimeric Antigen Receptor T－cell Immunotherapy，CAR－T）、肿瘤疫苗、过继性免疫细胞治疗、癌症免疫细胞因子治疗、治疗性抗体、溶瘤病毒治疗、免疫调节剂，以及组合免疫治疗等。这些方法广泛应用于多种癌症的治疗，包括血液癌症和实体瘤，还可用于治疗自身免疫性疾病与抑制排异反应，具有更精准、副作用更少的优点，在提高患者生存率和生活质量方面展现出巨大潜力。随着研究的不断进展，免疫治疗正逐渐成为癌症综合治疗中不可或缺的一部分。

二、分子影像技术与免疫治疗的结合

（一）基本原理

分子影像技术与免疫治疗的结合是一种新兴的策略，它利用分子影像技术来监测和评估免疫治疗的效果。分子影像可以在细胞和分子水平上无创地观察生物体内的生理和病理过程，包括免疫细胞的分布、迁移和活性状态，以及免疫治疗药物的作用机制。这种技术能够实时、动态地评估免疫治疗的效果，为个体化治疗提供重要信息。

（二）具体应用

分子影像技术在免疫治疗中起关键的监测与评估作用。研究者通过使用 PET、MRI 和光学成像等方法，实时追踪和观察免疫治疗过程中的肿瘤微环境变化。这项技术能够识别免疫检查点的表达，帮助筛选适合免疫治疗的患者，并评估治疗反应，从而指导临床决策。此外，光学分子影像技术也被用于在活体小动物模型中观察免疫治疗药物的靶向输送和治疗效果，这对于新药研发过程中的药物筛选与疗效评价具有重要意义。研究者开发了一种新型的纳米探针，将纳米颗粒与抗 PD-L1 抗体结合，以实现特异性靶向，并进行双重标记以实现近红外荧光和 MRI 成像。荧光成像结果显示，肿瘤中 PD-L1 靶向纳米颗粒的荧光强度持续高于非靶向对照组。这种双模态成像可以提供高灵敏度、高分辨率和扩展有效成像窗口的解剖学参考图像，有助于更准确地评估免疫治疗的效果。

分子影像技术在免疫治疗中的应用面临将新型示踪剂整合入临床实践、应对免疫环境的复杂性以及药品监管等方面的挑战。尽管如此，它在无创检测肿瘤程序性死亡受体 1（Programmed Cell Death Protein 1，PD-1）与程序性死亡受体-配体 1（Programmed Cell Death 1 Ligand 1，PD-L1）表达水平、筛选优势患者、优化治疗方案和预后评估方面展现出巨大潜力。未来，随着多模态成像技术的发展和人工智能的融合，分子影像技术有望实现更早期的疗效评估和耐药性预测，为免疫治疗提供更精准的指导，其在肿瘤免疫治疗中的应用充满希望。

第四节 分子影像指导下的手术治疗

一、光学技术与精准手术

在临床治疗中，外科手术是肿瘤治疗的关键。然而，由于术前影像与术中实际情况的差异，外科医生主要依赖经验和触诊来识别和切除肿瘤，这常导致肿瘤残留或正常组织损伤。肿瘤残留也容易导致肿瘤术后复发。因此，临床迫切需要发展一种无辐射、高灵敏度、高分辨率、高对比度的技术手段，能在术中实时确定肿瘤边界、显示重要管道结构并发现微小转移病灶，以精确诊疗疾病。

光学技术是现代临床实践中一个创新且迅速扩展的领域，它为临床医生对解剖学、生理学和病理学的理解增加了一个额外的维度。光学技术将荧光材料与特异性靶向载体相结合，靶向标记活体内目标肿瘤细胞或组织，进一步通过荧光成像激发出荧光，从而实现病灶可视化。这种具有实时、无创、操作简单等优点的技术，通过荧光影像设备和荧光探针清晰显示肿瘤与正常组织分界，日益受到临床重视，推动临床诊疗向精准化方向发展。

二、光学技术在精准手术中的应用

光学技术在精准手术中扮演重要角色，其作用可概括为三个方面：①体内检测（用体外光学成像设备检测活体内病变）；②治疗（多模态探针实时监测肿瘤并搭载药物）；③术中导航（荧光探针在特定激发波下显示病变组织，辅助精准手术）。

（一）光学成像设备

光学成像设备，尤其是多模态光学分子成像设备，不仅是光学分子影像实现的基础，也是光学分子影像科学研究与精准诊疗的关键环节之一。常见的光学成像设备可分为开放手术系统、腹腔镜系统和显微成像系统三大类，虽然硬件和软件配置上有一定差异，但工作原理基本一致。表9-1举例概括了部分光学成像设备的技术性能及临床应用现状。

表9-1 部分光学成像设备的技术性能及临床应用现状

成像设备	激发波长（nm）	光源	主要应用	临床状况
SPY	820	Laser	术中荧光成像	FDA批准
Artemis	400~1000	Laser	立体荧光成像	FDA批准
Photodynamic Eye	760	LED	手持式荧光成像	FDA批准
Fluobeam	690/780	Laser	手持式荧光成像	临床试验
SurgOptix	520	Laser	术中荧光成像	临床试验
FLARE	670/760	LED	术中荧光成像	临床试验
GXMI Navigator	760	LED	术中荧光成像	临床试验

（二）分子成像荧光探针

分子成像荧光探针是术中荧光成像取得成功的必要条件。分子成像荧光探针根据功能可分为主动靶向型、被动靶向型和智能型（可激活型）。主动型通过纳米载体连接靶向剂直接结合组织靶点成像；被动型利用组织高透过性和长时间停留效应使探针被动聚集；智能型则响应特定微环境变化并产生荧光信号变化，用于提高对比度和灵敏度。在精准诊疗中，靶向型探针如 DSNPs@FSHP 选择性地靶向卵巢肿瘤，利用近红外二区（NIR-Ⅱ）生物成像成功检测肿瘤病灶和边缘，实现诊疗一体化。智能型探针如 CREKA-GK8-QC 可结合纤连蛋白，其荧光被基质金属蛋白酶-9 激活，用于检测乳腺癌和肺部微转移病灶。NIR-Ⅱ荧光材料具有更深的组织穿透深度、更低的背景信号和更高的信噪比，成为精准诊疗的研究热点。表 9-2 列举了 NIR-Ⅰ荧光材料在临床及基础研究中的应用。表 9-3 列举了 NIR-Ⅱ荧光材料在临床及基础研究中的应用。

表 9-2 NIR-Ⅰ荧光材料在临床及基础研究中的应用

光区	荧光材料	安全性	应用	临床转化阶段
NIR-Ⅰ	ICG	高	检测乳腺癌患者的前哨淋巴结并切除	临床应用
	ICG	高	检测肺结节	临床应用
	SO456	高	术中卵巢癌检测	临床应用
	IRDye800CW	高	头颈癌手术导航	临床试验
	IRDye800CW	高	乳腺癌成像	动物实验
	ATTO665	中	表皮癌成像	动物实验
	NIR700/750	中	乳腺癌疗效评估	动物实验
	Cy5	中	检测乳腺癌、前列腺癌	临床试验
	Cy5.5	中	乳腺癌成像	动物实验
	Cy7	中	原位胰腺肿瘤成像及手术切除	动物实验
	Cy7.5	中	识别切除结肠镜息肉	动物实验
	BM104	中	检测结肠癌、直肠癌、胰腺癌	临床试验
	Ag2Se Qts	中	原位舌癌的靶向成像和治疗	动物实验
	Dylight755	中	乳腺癌淋巴结转移	动物实验
	K3ZrF7：Yb/Er	较高	乳腺癌成像	动物实验
	多孔硅		乳腺癌移植瘤的荧光成像	动物实验
	VivoTag-S 680	中	检测乳腺癌淋巴结转移	动物实验
	Alexa-647	中	检测胰腺导管癌和转移性结节	动物实验
	MnCuInS/ZnS	低	识别 HER2 阳性乳腺癌细胞	细胞实验
	IR680	中	预测口腔肿瘤大小和转移性淋巴结	动物实验
	Squaraine	中	检测卵巢癌	动物实验

表9-3 NIR-Ⅱ荧光材料在临床及基础研究中的应用

NIR-Ⅱ探针类别	荧光材料	探针名	应用
有机NIR-Ⅱ探针	花菁类	ICG	小鼠肝肿瘤手术
			人体肝肿瘤手术
		FD-1080	小鼠下肢的高分辨成像
	供体-受体(D-A)类	CH1055	小鼠脑胶质瘤成像
		IR-E1	小鼠脑震荡模型成像
		FM1210	荷瘤小鼠肿瘤放大脉管系统成像
	有机聚合物纳米类	PDA	对小鼠动脉血流、深层组织等进行超快成像
		Pdots	活斑马鱼胚胎体内显微血管造影成像
		L1057	开颅鼠脑血管成像
	AIE荧光纳米类	TB1-RGD	小鼠原位脑肿瘤成像
		SA-TTB-PEG$_{1000}$	小鼠和新西兰兔模型多尺度活体内血管荧光成像
		TTB	非人灵长类动物无创血管成像
		OTPA-BBT	非人灵长类动物穿颅脑血管荧光成像及肠胃道荧光造影
无机NIR-Ⅱ探针	无机量子点类	Ag$_2$S	小鼠脑胶质瘤成像
			小鼠腹膜转移瘤成像
		CuInSe2（CISe）	荷瘤小鼠实时肿瘤靶向生物成像
	稀土纳米类	DCNP$_s$-L$_1$-FSH$_\beta$/DCNP$_s$-L$_2$-FSH$_\beta$	小鼠卵巢癌腹膜转移以及淋巴结转移肿瘤精准切除
		NaErF4稀土纳米晶	小鼠全身血管的高分辨动态成像
		NPs@Lips	小鼠淋巴结的精准定位及切除
	单壁碳纳米管	SWNTs	活体小鼠毛细血管和肿瘤荧光成像

（三）具体应用

示例：吲哚菁绿与多光谱荧光成像引导的首次人体肝肿瘤手术。

1. 荧光团的选择

吲哚菁绿（ICG）由于在生物组织中具有较深的穿透力、高亮的荧光强度、稳定的光化学性质、良好的生物相容性等，在生物成像中广泛应用。

2. 多光谱成像仪器

研究者构建了一种集成的可见光和NIR-Ⅰ/NIR-Ⅱ多光谱成像仪器，覆盖400~1700nm的光谱范围。该光学成像仪器由两套激光激发设备和三个子系统组成：NIR-

Ⅱ成像、NIR-Ⅰ成像和可见光成像，分别用于获取 NIR-Ⅱ荧光、NIR-Ⅰ荧光和组织解剖信息。

3. 精准手术

肝癌患者静脉注射 ICG 1~7 天后进行手术。外科医生通过多光谱成像仪器检查肝脏表面，获得可见光、NIR-Ⅰ和 NIR-Ⅱ图像。在术中体内超声和 NIR-Ⅰ成像、NIR-Ⅱ成像的引导下手术识别肿瘤并切除肿瘤。其中 NIR-Ⅱ成像能够可视化一些 NIR-Ⅰ成像遗漏的肿瘤病变。这些都是通过肉眼检查和术中超声检查未检测到的。

三、光学技术在精准手术中的展望

光学成像设备未来的改进方向：进一步提高设备的灵敏度，以期能够检测早期尚未形成的肿瘤细胞，为临床精准诊疗提供技术支持。同时，继续优化智能化算法，开发软硬件结合的方案，实现多模态数据的融合和定量分析，以及提高图像三维可视化的精度。新型光学分子成像探针在精准诊疗中具有一定程度的创新性与优势，如具有良好的光稳定性和深层组织穿透力，但目前新型光学分子成像探针的研究仍处于细胞或者动物实验阶段，在临床转化与应用中仍需要科研工作者不断努力，挖掘其临床价值。

第五节 分子影像指导下的光动力治疗与光热治疗

一、概述

光动力治疗（Photodynamic Therapy，PDT）和光热治疗（Photothermal Therapy，PTT）是指在一定波长的光照下，通过光敏剂和光热剂进行肿瘤细胞杀伤的光疗疗法。前者是利用光敏剂产生单线态氧（Singlet Oxygen, $^1O_2$）或 ROS，氧化损伤胞内生物分子以杀死肿瘤细胞及破坏组织；后者是利用光热剂将光能转换为热能，导致肿瘤细胞热应激后失活或直接凝固性坏死（热消融）。

二、光动力治疗与光热治疗的临床应用现状

PDT 是一种已经在临床上应用超过 40 年的治疗方法，用于治疗多种癌症，包括浅表皮肤病变以及食管和肺部肿瘤。光热剂可用于增强肿瘤组织的局部光敏感性和热敏感性，以提高治疗效率，但其在大规模临床试验中尚未经过验证。仅单独使用 PTT 或 PDT 很难完全根除实体瘤，若将 PTT 和（或）PDT 与其他治疗方式（如化疗、免疫疗法等）相结合，可以充分利用各种治疗方式的优势，产生额外甚至是协同的治疗效果。

三、常用的光热剂、光敏剂

目前在肿瘤的光热治疗诊疗一体化中应用最多的光热剂为各类纳米粒子材料及其复合材料，包括金属纳米治疗剂（如金纳米颗粒）、碳基纳米治疗剂（如氧化石墨烯和碳纳米管）、有机纳米治疗剂（如卟啉-脂质共轭卟啉和有机半导体聚合物纳米颗粒）、金属和非金属化合物纳米治疗剂。

自1975年首次使用血卟啉衍生物抑制小鼠乳腺脂肪垫的肿瘤生长以来，血卟啉衍生物和5-氨基乙酰丙酸等初代光敏剂已在临床上得到广泛应用。随后，通过克服初代光敏剂低靶向性的缺点，研究者发展出了第二代光敏剂，如酞菁等，其具有更优越的肿瘤靶向性和更强的组织穿透力。第三代光敏剂则通过对第二代光敏剂进行化学修饰或负载在多功能材料中开发，克服了水溶性差、选择性低、传递效率低等缺点，如糖基化光敏剂、激活型光敏剂、聚合光敏剂纳米粒子等。

四、分子影像技术在光动力治疗与光热治疗中的应用

（一）基本原理

分子影像技术能够精确测定实体肿瘤的大小与位置，为光动力治疗与光热治疗提供准确的靶区定位。在治疗过程中，分子影像技术能够实时监测病灶部位的变化，对治疗效果进行及时评价和反馈。这有助于医生调整治疗方案，提高治疗效果。分子影像与光动力治疗、光热治疗的结合能够进一步提高治疗的精确性和效率，实现诊疗一体化。这种一体化的诊疗模式有助于优化治疗流程，提高患者的生存质量。

（二）具体应用

示例：分子荧光团IR-TPP-1100。

1. 分子荧光团的设计

基于分子工程技术设计含有线粒体靶向基团（TPP基团）的七甲嘧啶荧光基团IR-TPP-1100，使用纳米沉淀法将F-127（泊洛沙姆）作为包埋基质将IR-TPP-1100组装成纳米颗粒（FIT NPs），以提高肿瘤靶向性和生物相容性。

2. 光照激活/光热转化

在Hela荷瘤无胸腺裸鼠中注射FIT NPs后用808nm激光（10分钟）照射肿瘤，肿瘤部位的温度在4分钟内迅速升至50℃，肿瘤生长受到显著抑制，肿瘤大小仅为对照组的四分之一，取得了显著的肿瘤治疗效果。

第六节 小结与展望

分子影像指导下的诊疗一体化是一种新兴的医学技术，目前已经在临床医学领域产生了广泛的影响。这一技术的核心是通过分子影像技术，在分子和细胞水平上观察和获取人体内部结构和功能变化的信息，为临床的诊断和治疗提供更为精确的方案。

首先，随着医学影像技术和分子生物技术的不断进步，分子影像指导下的诊疗一体化正不断创新和优化，进一步提高诊断和治疗的准确性和安全性。在成像技术方面，超高分辨率成像和实时动态成像将会取得重大突破，可以用于更加清晰地观察生物分子结构和功能的变化，并且可以帮助医生更好地了解患者的疾病状态。目前实时动态成像技术已经在一些领域中得到了应用，但是仍然存在许多挑战，未来的研究可能会集中在更精确、更高效的实时动态成像技术上，从而提供更全面的疾病信息，帮助医生制订更完善的治疗方案。同时，单一模态的生物医学影像确实可以为疾病的诊断提供初步参考，但是由于各种影像模态的先天缺陷，仍难以作为临床诊断的唯一依据，所以多模态成像可能是提高靶向治疗疗效预测准确性的有效方法。多模态成像将融合正电子发射断层扫描、磁共振成像、光学成像等技术，提供更全面、更准确的诊断信息。

其次，分子影像指导下的诊疗一体化将更加深入，实现从诊断到治疗的无缝衔接。随着精准医疗理念的普及和推广，分子影像指导下的一体化精准诊疗将更加广泛地应用于临床实践，医生可以更加全面地了解患者的病情，根据患者的基因组、蛋白质组等分子信息，为其量身制订出最佳治疗方案。个性化治疗将成为主导，通过分子影像技术，医生能够更精确地了解患者的疾病状态和生物学特征，从而制订出针对个体差异的个性化治疗方案。这种定制化的治疗方式将更好地满足患者的需求，提高治疗效果和患者的生存率。同时，实时监测与反馈在诊疗一体化中具有重要的意义。随着技术的进步，将能实时动态监测患者的病情变化，及时调整治疗方案，确保治疗的精确性和有效性，并能减少不必要的医疗资源浪费。

此外，跨学科合作将是推动分子影像指导下的诊疗一体化发展的重要动力。在传统的医学实践中，不同学科的专家往往各自为战，这在一定程度上会限制医学研究和治疗效果。医学影像、药理学、分子生物学等多个学科领域的专家紧密合作，整合不同领域的专业知识，从而更全面地理解疾病的本质和制订最佳治疗方案。这种跨学科的合作模式有助于打破学科之间的壁垒，多个学科领域的专家共同研究和解决复杂的医学问题，显著提高诊疗的效率和准确性，从而更好地服务于患者。这种跨学科的合作模式还有助于培养具备综合素质的医学人才。通过参与多学科交叉的团队，年轻的医生可以学习到不同学科的知识和技能，提高自己的专业水平和综合判断能力。

另外，人工智能和大数据技术将会在分子影像指导下的诊疗一体化中发挥关键的作用。人工智能算法能够快速准确地分析解读影像数据和生物标志物的信息，为医生提供可靠的诊断依据。如 Mu 等报告了一种基于 $^{18}F-FDG-PET/CT$ 的深度学习模型，该模型在不同机构的患者队伍中对 EGFR 突变状态的预测具有很高的准确性。其中的深度学习评分为精确量化非小细胞肺癌（NSCLC）患者的表皮生长因子受体突变状态提供了一种非侵入性方法，有望识别对酪氨酸激酶抑制剂和免疫检查点抑制剂治疗敏感的NSCLC患者。同时，人工智能和大数据技术将帮助医生更好地管理和利用海量的医疗数据，挖掘疾病潜在规律和治疗方法。并且通过大数据分析，我们可以了解疾病的流行病特征、药物反应的差异以及疾病发展的趋势，这将有助于医生制订更加精确的治疗方案，实现个体化治疗的目标。

总之，分子影像指导下的诊疗一体化在未来的发展中具有巨大的潜力。随着技术的持续进步，我们有望见证更多的创新和突破，为医学研究和临床实践带来更多的可能性。在这个过程中，跨学科合作将是关键的推动力量，期待着分子影像指导下的诊疗一体化在未来为患者带来希望。

（田蒋为）

第十章　分子探针在肿瘤成像中的应用

第一节　光学分子探针与肿瘤成像

光学分子探针可用于肿瘤早期筛查，它凭借对肿瘤特异性标志物的精准识别，在肿瘤尚处于微小阶段时，通过荧光成像等成像技术将肿瘤清晰显现，有效提升早期诊断的准确性。在肿瘤手术中，光学分子探针能准确界定肿瘤边界，医生借助其发出的光学信号，精准切除肿瘤组织，降低手术残留风险，提高手术效果。对于肿瘤转移，该类探针也能发挥重要作用，可以追踪肿瘤细胞在体内的迁移轨迹，及时发现潜在的转移病灶，为治疗策略的制定提供关键信息，助力实现个性化医疗，提高肿瘤患者的治疗成功率和生活质量，为肿瘤的诊断与治疗带来新的希望和突破。

一、常亮型分子探针

常亮型分子探针是指具有持续荧光特性的探针。该类探针通过多种方式实现在肿瘤组织的富集，包括与肿瘤细胞中特定生物标志物结合、增强渗透与保留（Enhanced Permeability and Retention，EPR）效应、针对酸碱性等肿瘤微环境的特性。此类探针的优势包括制备相对简易、信号较强、使用方便，在早期肿瘤成像中被广泛采用，在临床上作为诊断剂应用。此类探针的缺点包括靶向性差，背景信号较高，需要时间清除以优化肿瘤与正常组织的信噪比，难以实现对微小肿瘤的快速、高灵敏、高特异检测等。

二、激活型分子探针

人们依据肿瘤微环境的特性以及不同的生物标志物，设计出各不相同的激活型分子探针。具体而言，这类探针在进入肿瘤细胞之前，呈现出荧光猝灭的状态，而一旦进入肿瘤微环境中或者与特定的生物标志物产生相互作用，其结构就会发生变化，进而达成荧光激活的效果，以此实现检测与成像的目的。

（一）激活型分子探针分类

1. pH 响应型

肿瘤微环境通常呈酸性，其 pH 值比正常组织低。pH 响应型分子探针利用这一特点，在不同 pH 值环境中发生结构变化，从而产生可检测的信号。例如，一些含有酸性敏感化学键（如腙键、亚胺键等）的荧光探针，在正常生理 pH 值（约 7.4）下，分子结构稳定，荧光信号较弱。但当进入肿瘤微环境的酸性区域（pH 值 6.5~6.8）时，这些酸性敏感键会发生水解，导致分子结构改变，荧光团的共轭体系恢复或改变，荧光强度增强。

2. 酶响应型

肿瘤细胞和肿瘤微环境中的细胞会分泌多种特异性酶，如基质金属蛋白酶（MMPs）、组织蛋白酶等。酶响应型能够特异性地被这些酶识别并催化反应，从而改变探针的信号输出。以 MMP-2 响应型荧光探针为例，这种探针含有 MMP-2 的特异性识别序列，当探针进入肿瘤微环境后，MMP-2 酶会切割探针中的特定肽段，使荧光团从猝灭状态释放出来，荧光强度显著增加。

3. 乏氧响应型

肿瘤微环境中存在乏氧区域，这是由于肿瘤细胞迅速生长，对氧的需求也急剧增加，同时肿瘤血管壁不成熟，结构紊乱，高组织间隙压力及贫血等导致肿瘤氧的供应和氧的消耗之间失去平衡，无法为肿瘤组织提供足够的氧。乏氧响应型可以对这种低氧环境产生响应。例如，一些含有硝基芳烃等乏氧敏感基团的探针，在有氧环境中，这些基团具有较高的电子亲和力，会使探针分子处于氧化状态，荧光信号较弱。而在乏氧环境中，硝基芳烃等基团被还原，分子结构发生变化，荧光强度增强。

4. ROS 响应型

肿瘤微环境中 ROS（如过氧化氢、单线态氧、氢过氧化脂、氧自由基等）的水平比正常组织高。ROS 响应型含有能够与 ROS 发生化学反应的基团，如硫醚、硼酸酯等。当这些基团与 ROS 反应后，探针的结构发生变化，产生信号变化。例如，含有硫醚键的荧光探针在与过氧化氢反应后，硫醚键被氧化为亚砜或砜，导致荧光团的电子结构改变，荧光强度增强。

5. 谷胱甘肽（GSH）响应型

GSH 是细胞内最重要的抗氧化剂之一，在肿瘤细胞中的浓度通常比正常细胞高。GSH 响应型能够与谷胱甘肽发生化学反应，如亲核取代反应。例如，一些含有二硫键或迈克尔受体结构的分子探针，在与 GSH 反应后，二硫键被还原，或者迈克尔受体与 GSH 发生加成反应，导致探针的结构改变，从而产生信号变化，如荧光增强或颜色变化。

（二）具体应用

示例：GGT 响应型探针设计。

γ-谷氨酰转移酶（γ-glutamyl-transferase，GGT）是一种参与谷胱甘肽的代谢酶，它能催化 γ-谷氨酰基从谷胱甘肽或其他含 γ-谷氨酰基的化合物转移到其他氨基酸或肽上。GGT 与肿瘤关系密切，可作为一种标志物。在肝癌、胰腺癌等中，肿瘤细胞会异常分泌 GGT，导致血液中 GGT 水平升高。这使其对肿瘤的早期诊断、病情监测和预后评估等有一定的参考价值。

将一个 γ-谷氨酸安装在羟甲基罗丹明绿骨架上，并通过螺环笼效应获得荧光完全猝灭的探针（图10-1）。探针进入肿瘤细胞后，被高表达的 GGT 一步快速裂解谷氨酰胺，实现荧光激活。该 GGT 响应型罗丹明类探针，可以实现对 GGT 的体外、体内活性的检测和成像。在体外实验中，探针在 11 种人卵巢癌细胞系中出现激活现象。在播散性人腹膜卵巢癌小鼠模型的体内成像实验中，所得结果表明在向局部肿瘤喷射后的 1 分钟内，探针被激活，在肿瘤和背景之间形成高信号对比度。另外，探针能够被喷射至疑似含有肿瘤细胞的组织表面。该探针在与肿瘤细胞表面的 GGT 接触时能够快速且有力地被激活，在外科手术或者内镜检查等临床应用方面具备实用意义。

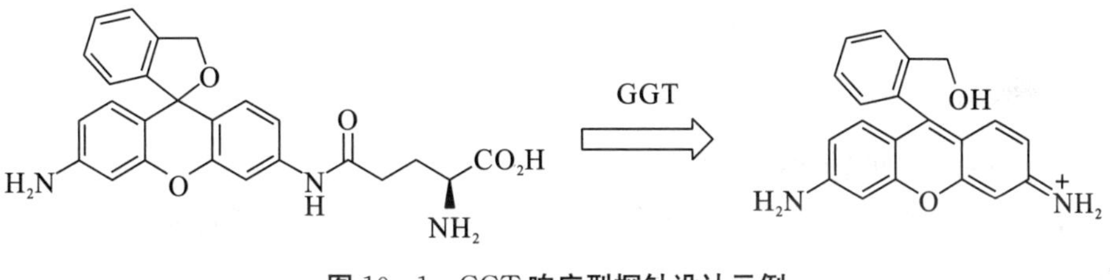

图 10-1　GGT 响应型探针设计示例

三、生物正交化学开启型分子探针

生物正交化学开启型分子探针是一类利用生物正交化学反应来实现对特定生物分子或细胞进行检测和成像的工具。探针在反应之前，没有荧光，处于"关闭"状态，与目标分子发生生物正交反应后，转变为"开启"状态，从而产生可检测的信号变化。

（一）设计原理

1. 反应对的选择

研究者通常选择一对在生物体系中惰性但能够快速且特异性地发生反应的化学基团作为生物正交反应对。例如，铜催化的叠氮-炔烃环加成反应（Copper-catalyzed Azide-alkyne Cycloaddition，CuAAC）、应变促进的叠氮-炔烃环加成反应（Strain-promoted Azide-alkyne Cycloaddition，SPAAC）、四嗪和亲二烯体之间的逆电子需求 Diels-alder（Inverse Electron Demand Diels-alder，IEDDA）、光催化的生物正交反应等，在设计分子探针时会在一端连接其中一个反应基团，另一端连接荧光染料作为信号报告基团。

2. 靶向策略

为了使探针能够特异性地检测目标生物分子或细胞区域，通常会在探针上连接靶向基团,如抗体、肽段、小分子配体等。这些靶向基团能够与目标分子或细胞表面的特定受体结合,实现探针的特异性定位。

(二) 在肿瘤成像中的应用

许多肿瘤细胞会表达特定的生物标志物,如蛋白质、糖蛋白、酶等。生物正交化学开启型分子探针可以针对这些肿瘤标志物进行设计。例如,针对肿瘤细胞表面过度表达的某种糖蛋白,设计一种带有叠氮基团的抗体探针和带有炔烃基团的荧光染料探针。当抗体探针与肿瘤细胞结合后,再加入荧光染料探针,两者通过点击化学反应使荧光染料在肿瘤部位"开启",实现对肿瘤标志物的检测和成像,从而用于肿瘤的早期诊断和治疗监测等。

生物正交化学开启型分子探针在肿瘤成像中具有以下优势:①高特异性,可以减少背景信号的干扰,提高成像的准确性;②时空可控性,可以通过控制反应的时间和空间,实现精确监测;③多功能性,可以结合不同的信号报告基团,如荧光、放射性、磁共振等,实现多模态成像,提供更全面的信息。

(三) 具体应用

示例:靶向肿瘤的四嗪探针设计。

四嗪化合物能够通过荧光共振能量转移(FRET)、光致电子转移(PET)等多种机制很好地猝灭多种荧光基团的荧光,如香豆素、罗丹明、花菁素、氟化硼二吡咯(Boron Dipyrromethene,BODIPY)等。西妥昔单抗(Cetuximab)能够靶向在多种肿瘤细胞中高表达的表皮生长因子受体(Epidermal Growth Factor Receptor,EGFR)。在四嗪骨架上连接荧光基团,实现荧光的"关闭",在西妥昔单抗上通过裸露的氨基连接亲二烯体反式环辛烯(Trans-cyclooctene,TCO)(图10-2)。将连接有TCO的抗体在肿瘤细胞孵育后,加入四嗪探针,经过四嗪与TCO的IEDDA反应,破坏四嗪骨架,使其失去对荧光基团的猝灭作用,从而实现荧光的"开启"。

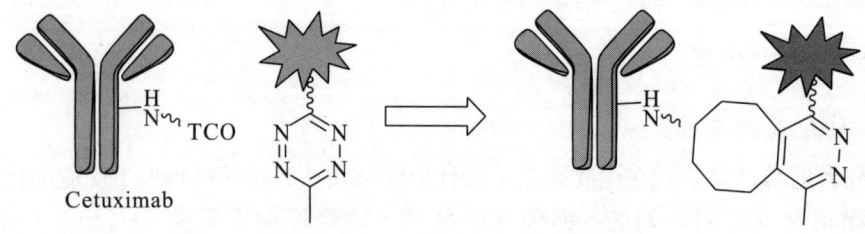

图10-2 靶向EGFR的四嗪生物正交开启型探针设计

四、聚集诱导分子探针

传统的有机荧光材料如荧光素、罗丹明和BODIPY等在稀溶液状态下展现较好的发光性能,但如果浓度增加或发生聚集,荧光则会因为分子间的π-π相互作用而显著减弱甚至消失,这种现象称为聚集荧光猝灭(Aggregation-caused Quenching,ACQ)

效应，严重影响实际应用。与传统的 ACQ 分子相反，具有聚集诱导发光（Aggregation-induced Emission，AIE）现象的 AIE 分子在稀溶液或单分子状态下，由于活跃的分子运动，激发态能量主要以非辐射衰变的方式耗散，而在聚集状态下，由于分子运动受限，非辐射能量跃迁路径被抑制而使得荧光显著增强。

针对肿瘤微环境的特殊性，如低 pH 值、高表达的多种生物靶点等，设计对肿瘤微环境中的酸性 pH 值敏感或者靶向特定肿瘤标志物的 AIE 分子探针。在正常组织中，探针处于单分子状态，荧光较弱；当探针进入肿瘤组织后，肿瘤微环境特征使探针发生聚集，荧光强度显著增强，与周围正常组织形成鲜明对比，从而实现对肿瘤的高对比度成像。

第二节　核医学分子探针与肿瘤成像

核医学分子探针能够特异性地识别肿瘤细胞表面或内部的特定分子标志物，在肿瘤早期阶段，即使肿瘤体积很小，核医学分子探针也能通过在肿瘤部位的聚集产生可检测的信号。核医学分子探针可以用于肿瘤早期诊断、肿瘤分期与转移检测、疗效评估与监测以及手术导航与精准治疗。

一、非靶向的核医学分子探针

（一）定义

非靶向的核医学分子探针是指分子探针本身并不靶向某个特定的靶点，或者对内源性分子进行放射性核素标记，但是该类分子在肿瘤细胞的聚集或者表达水平远远高于正常细胞，从而实现肿瘤成像（图 10-3）。

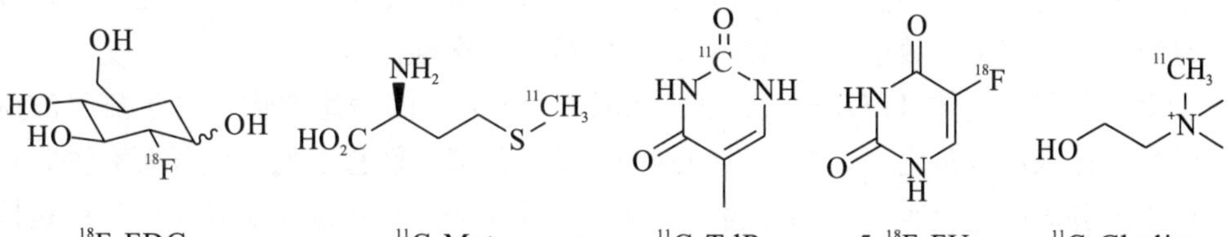

图 10-3　常见的非靶向的核医学分子探针结构

^{18}F-FDG　　　^{11}C-Met　　　^{11}C-TdR　　　5-^{18}F-FU　　　^{11}C-Choline

（二）^{18}F-FDG

当前临床中针对肿瘤成像最常用的核医学分子探针是葡萄糖类似物 ^{18}F-2-氟-2-脱氧-D-葡萄糖（2-fluorine-18-fluoro-2-deoxy-D-glucose），简称 ^{18}F-FDG。大多数恶性肿瘤细胞具备高代谢特性。葡萄糖作为组织细胞能量的重要来源之一，被肿瘤细胞过度摄取与利用。^{18}F-FDG 作为葡萄糖的类似物，在葡萄糖转运蛋白的协助下能够穿过细胞膜而被肿瘤细胞大量摄取，随后在肿瘤细胞内被己糖激酶磷酸化。^{18}F-FDG 磷酸化后转变为 ^{18}F-FDG-6-PO$_4$，其和葡萄糖的结构存在差异（葡萄糖 2-位的羟基被^{18}F 替代），无法进一步进行代谢，而且其自身不能透过细胞膜，进而在肿瘤细胞内积聚且能够留存数个小时。

（三）其他类型

1) 标记氨基酸：^{11}C-甲基-L-蛋氨酸（^{11}C-MET）、L-1-^{11}C-亮氨酸、L-^{11}C-酪氨酸、L-^{11}C-苯丙氨酸、L-1-^{11}C-蛋氨酸、L-2-^{18}F-酪氨酸、^{18}F-氟代乙基酪氨酸（^{18}F-FET）、L-6-^{18}F-氟代多巴（^{18}F-FDOPA）、L-4-^{18}F-苯丙氨酸、^{11}C-氨基异丙氨酸及^{13}N-谷氨酸等。

2) 标记核苷酸：^{11}C-胸腺嘧啶（^{11}C-TdR）和 5-^{18}F-氟尿嘧啶（5-^{18}F-FU）是较常用的核酸类代谢显像剂，能参与核酸的合成，可反映细胞分裂繁殖速度。

3) 标记胆碱：核素探针包括^{11}C-胆碱（^{11}C-Choline）、^{18}F-代甲基胆碱、^{18}F-氟代乙基胆碱及^{18}F-氟代丙基胆碱等是较常用的胆碱代谢显像剂，主要用于前列腺癌、膀胱癌、脑瘤、肺癌、食管癌、结肠癌等的显像。胆碱代谢显像剂的优点是靶/非靶（Target/Non Target，T/NT）比值高，肿瘤显像清晰，静脉注射后短时间即可显像检查。

二、免疫 PET 探针

免疫正电子发射断层显像简称免疫 PET（ImmunoPET，iPET），是指在抗体上引入放射性核素，巧妙地融合了单克隆抗体非凡的靶向特异性和 PET 优越的灵敏度和分辨率。近年来，随着治疗性抗体不断上市和长半衰期放射性核素的更广泛生产，免疫 PET 得到快速发展。免疫 PET 示踪剂的优点是具有良好的靶向性，可以实现对特定靶点的成像，从而检测其表达水平；其缺点是受限于抗体的靶向时间较长，需要少则几小时多则几天的时间，必须使用半衰期较长的放射性核素，限制了核素的使用种类，并且由于时间较长，增加了放射性伤害的风险，降低了安全性。

表皮生长因子受体（EGFR）是原癌基因 $C-erbB1$ 的表达产物，属于酪氨酸激酶生长因子受体家族成员之一，与肿瘤细胞的增殖、侵袭、转移及血管生长等有关，在人类多种实体肿瘤中过度表达，如胃癌、乳腺癌、膀胱癌和头颈部鳞癌等。EGFR 是抗肿瘤药物研发中的一个重要研究靶点。多种单克隆抗体，如西妥昔单抗、帕尼单抗和尼妥珠单抗，被用于多种 EGFR 高表达的实体瘤的治疗。如用^{89}Zr 标记的单抗^{89}Zr-西妥昔单抗所实现的免疫 PET 成像能够可视化 EGFR 的表达并预测西妥昔单抗在晚期结直肠癌中的治疗效果（图 10-4）。

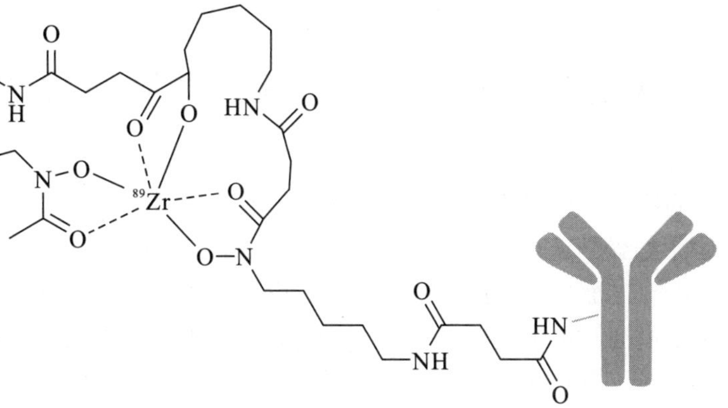

图 10-4　免疫 PET 探针 ^{89}Zr－西妥昔单抗

三、生物正交化学靶向的核医学分子探针

通过生物正交化学可以解决免疫 PET 中存在的放射性核素随抗体一起靶向造成时间过长的问题。具体实施策略：在抗体上安装生物正交反应基团，在完成抗体靶向之后，注射带有放射性核素和另一个生物正交反应基团的分子探针，通过生物正交化学反应，特异性地将核素标记到抗体所在的靶点。近年来，生物正交化学反应已经作为生物预靶向相互作用的替代策略将放射性标记的探针募集到肿瘤结合的单克隆抗体上。

目前，四嗪生物正交反应已经被广泛用于预靶向肿瘤成像。各种安装有反式环辛烯（TCO）反应位点的抗体和 ^{111}In、^{18}F、^{64}Cu 标记的四嗪探针被用于预靶向成像（图 10-5）。这些策略可以显著提高肿瘤/非肿瘤的信号比，降低骨髓的放射剂量。在注射放射核素标记的四嗪之前，通过注射清除剂（例如四嗪－半乳糖－白蛋白）可以将带有标签的生物分子（例如 TCO 修饰的单克隆抗体）从环境中清除，最大限度地降低背景信号，实现较为理想的成像效果。此外，连续使用酶介导位点特异性修饰和点击化学可以产生更好的成像效果。值得注意的是，由于放射性配体与血清白蛋白反应需要时间，有些具有较慢反应动力学或者较差稳定性的探针不适合在体内进行预靶向成像。为了提高放射核素与抗体结合的速率和特异性、提高成像信噪比、增加灵敏度、减少放射核素的暴露时间，需要开发具有快速反应动力学和较好稳定性的生物正交探针，这是一个重要的研究方向。

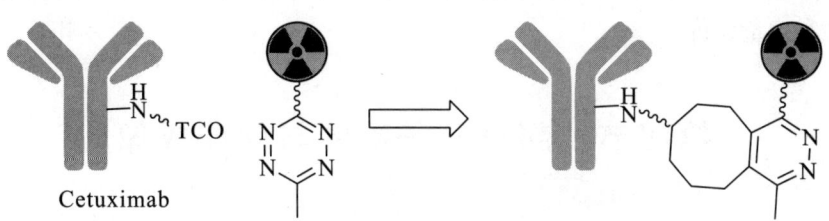

图 10-5　四嗪生物正交预靶向核素成像

第三节 磁共振分子探针与肿瘤成像

MRI 在肿瘤监测、疗效评估以及手术导航方面具有重要意义。在临床中，利用造影剂来提高肿瘤成像对比度是常用策略。然而，现有的造影剂存在肿瘤选择性不佳、成像对比度低等缺陷。近年来，依据肿瘤部位特殊微环境特征（如微酸性、细胞内高浓度谷胱甘肽 GSH、过表达的酶或蛋白等）所设计的智能响应性造影剂能够有效提升肿瘤成像对比度。但是，响应性造影剂的激活通常仅在肿瘤细胞内的局部位置（如富含 GSH 的胞浆或溶酶体、酸性溶酶体），而在肿瘤基质中则缺乏相应的刺激信号，反之亦然。同时，正常组织中造影剂产生的背景噪声也严重限制了肿瘤成像的对比度。所以，开发具有高对比度肿瘤成像功能的新型磁共振分子探针是当前肿瘤成像研究的一个重要方向。

示例：T 细胞靶向的磁共振分子探针设计。

免疫 T 细胞的杀伤活性在基于免疫激活策略的肿瘤治疗中发挥巨大作用。然而，肿瘤微环境中的活性氧会导致 T 细胞活性降低或丧失，这被称为 T 细胞"耗竭"。设计具有活性氧捕获剂的磁共振分子探针，可以提升 T 细胞活性并实现对 T 细胞的免疫活性的定性和定量评价。

1. 探针设计

将一种经典的活性氧捕获剂 2,2,6,6-四甲基哌啶（TEMP）分子通过聚乙二醇（PEG）连接在脂质体上，同样，将靶向 T 细胞的 anti-CD3F (ab')$_2$ 片段通过 PEG 连接在脂质体上，再通过调节不同脂质体的比例，构建靶向 T 细胞的 TEMP-脂质体。

2. 作用原理

通过阳离子脂质体靶向细胞膜和 anti-CD3F (ab')$_2$ 片段（aCD3）靶向 T 细胞的双重作用，实现 TEMP-脂质体靶向与 T 细胞膜融合，将 TEMP 分子锚定在 T 细胞表面。TEMP 分子可以捕获 T 细胞膜表面的 ROS，避免 T 细胞被氧化引起表面自由-SH 基团变为 S-S 基团而失去活性，从而提升了 T 细胞在肿瘤活性氧环境中的免疫活性。同时，逆磁性的 TEMP 基团被氧化后转变为顺磁性的 TEMPO 自由基，引起纵向弛豫时间（T1）以"0"到"1"的方式发生显著变化，从而实现 MRI 对于 T 细胞的免疫活性的定性和定量评价。

第四节 超声分子探针与肿瘤成像

超声分子探针能够特异性地识别肿瘤细胞或肿瘤血管内皮细胞表面的标志物。这些标志物在肿瘤发生的早期阶段就会出现异常表达。一些肿瘤细胞表面会过度表达某些受体，超声分子探针可以通过与这些受体结合，在超声成像中产生对比增强的信号，从而使肿瘤能够在早期被发现。例如，在乳腺癌的早期筛查中，利用靶向乳腺癌细胞表面 HER-2 受体的超声分子探针，当探针与 HER-2 受体结合后，通过超声成像可以观察到肿瘤细胞所在的位置和范围。这比传统的超声检查更具敏感性，能够发现较小的肿瘤结节。因此，超声分子探针可以用于肿瘤早期检测与定位、肿瘤边界界定、肿瘤血管成像、肿瘤转移监测等。

示例：靶向超声造影剂 BR55 设计。

1. 探针设计

BR55 是一种以血管内皮生长因子受体 2（Vascular Endothelial Growth Factor Receptor 2，VEGFR2）为靶点的微泡型造影剂，由氮气和全氟丁烷的混合气体组成，外面包裹着一层具有较好的生物相容性的磷脂外壳。磷脂外壳不仅能保护内部气体，还能通过聚乙二醇（PEG）将配体（与 VEGFR2 有较高亲和力的异源二聚体）与微泡连接。

2. 临床应用

当注入体内后，BR55 通过血液循环到达肿瘤部位，其携带的靶向分子会识别并结合到肿瘤细胞或肿瘤血管内皮细胞表面的相应标志物上，使得造影剂在肿瘤组织周围聚集。临床研究表明，临床级别的超声造影剂 BR55 安全可靠，不良反应少。此外，使用目前临床常规的仪器及探头就能实现清晰成像，证明其未来在临床应用中具有可行性及简便性。同时，BR55 的检查结果与病理免疫组化呈现出良好的相关性，为临床提供了一种无创性检测特定分子表达水平的影像学方法。与目前临床应用较为广泛的分子成像方法 PET/CT 相比，它具有可实时观察的优势。在超声分子成像过程中，未与靶点结合的游离微泡会迅速被人体系统清除，而对于结合者，大多在注射造影剂后的 7~13 分钟便能观察到靶向结合微泡的信号，并且持续至注射后 29 分钟仍可观测，这也为将来单次造影剂注射后进行乳腺、卵巢等多部位成像创造了可能。尽管超声分子成像目前尚未在临床上大规模应用，但在已进行的小部分临床试验中展现出巨大的潜在价值，其未来或许会成为临床上一种安全且可行的无创性检测体内特定分子表达的影像学方法。

第五节　光声分子探针与肿瘤成像

光声成像在肿瘤早期诊断、治疗监测和成像引导手术方面显示出巨大的潜力。肿瘤微环境中生物标志物的参与使得光声探针靶向识别能力增强。可激活探针的开发，不仅能够实现对肿瘤中低丰度物质的检测，还可进一步提高检测的精确度。然而，探针的短期和长期生物安全性需要更加系统全面的研究，在探针的实际研发中应尽可能考虑安全性好且可生物降解的材料。同时，光声成像设备的研发和临床推广也是非常重要的，近年来，光声内镜（PAE）系统、光声断层扫描技术（PACT）、光声显微成像技术（PAM）等不断发展，这有助于将光声成像推向生物医学成像技术的前沿。响应型光声成像探针的开发对于光声技术的临床应用具有巨大的推动作用。

可激活光声成像探针的设计策略：通过与预期目标分子相互作用，产生可被检测的变化信号。响应性激活后光声探针信号强度增加（或减少），或最大吸光度波长发生移动。相比于不可激活探针，这种可激活探针的明显优势在于可检测肿瘤微环境中含量非常低的物质（如酶和 miRNA），同时提供了检测不具有明显寿命的物质的方法（如 ROS），可显著提升检测特异性，降低背景信号的干扰。

示例：GSH 光声分子探针的设计。

GSH 是一种由谷氨酸、半胱氨酸以及甘氨酸构成的三肽，其化学名称为 γ-L-谷氨酰-L-半胱氨酰-甘氨酸。GSH 属于一种含量颇为丰富的三肽硫醇，参与人体众多关键的细胞生理进程，涵盖抗氧化以及免疫调节等方面。在诸多癌症中，GSH 浓度显著提升，并且在癌症的发展进程中发挥着繁杂的作用。开展对 GSH 的探针研究，有益于更好地理解其功能与作用机制，同时为癌症治疗提供崭新的理念和途径。

GSH 响应的氧化钼多氧金属酸盐-铜纳米复合材料（Oxidized Molybdenum Polyoxometalate-copper Nanocomposite，Ox-POM@Cu）在内源性 GSH 存在的情况下展现出其催化特性，它可以将 GSH 快速氧化为谷胱甘肽二硫化物，从而消耗可用的 GSH。与此同时，Ox-POM@Cu 中的部分 Mo^{6+} 被还原为 Mo^{5+}，在肿瘤的弱酸性环境中形成 Mo^{6+}/Mo^{5+} POM。该 POM 在近红外二区（NIR-II）具有强吸收作用，可用于近红外二区光声成像。1065nm 处的光声信号强度随着 GSH 浓度的增加而不断增强，从而实现 GSH 检查。

第六节　多模态分子探针与肿瘤成像

多模态影像技术变革了传统的成像模式，能够在特定位置同时评估肿瘤的形态、分子代谢以及功能信息，其在不同类型肿瘤的诊断、评估肿瘤生物学行为（分期、分级、浸润深度、远处转移）、评价治疗效果及预后等方面具备较高的准确性、灵敏度和特异度。多模态影像技术不仅可应用于科学研究，而且对临床肿瘤的诊断以及治疗方案的制订会起到革命性的促进作用，同时为未来人工智能与健康大数据相结合的研究、影像组学和影像基因组学的应用研究奠定基础，具有广阔的应用前途。多模态分子探针是指能够同时或先后利用两种或多种成像模态（如光学成像、核医学成像、MRI、超声成像等）对肿瘤进行成像的探针。单一成像模态往往存在一定的局限性，如光学成像具有高分辨率但成像深度有限，核医学成像能全身成像但分辨率较低。多模态分子探针可以整合不同成像方式的优势，为肿瘤成像提供更全面、准确的信息。

一、应用优势

（一）提高诊断准确性

不同成像模态提供的信息相互补充。例如，MRI 可以清晰地显示肿瘤的解剖结构，包括肿瘤的大小、位置、与周围组织的关系等；而光学成像能够通过对肿瘤细胞特异性标志物的标记，直观地显示肿瘤细胞的分布。将两者结合的多模态探针可以更精准地定位肿瘤，避免误诊。

（二）实现多维度成像

可以从不同角度对肿瘤进行观察。以核医学 PET 成像和超声成像结合为例，PET 能够检测肿瘤细胞的代谢活性，超声成像可以实时观察肿瘤的血流动力学变化。这种组合有助于深入了解肿瘤的生理状态和病理特征，从代谢和血流等多个维度来评估肿瘤。

（三）增强成像深度和分辨率

具有深度穿透优势的成像模态（如 PET）与高分辨率成像模态（如光学成像）相结合。在深部肿瘤成像中，PET 可以先对肿瘤进行大致定位，然后通过光学成像对肿瘤边界等实现更精细的细节成像，弥补了单一光学成像深度不足的缺点。

二、具体应用

示例：光学－核医学成像结合应用。

多模态分子探针在这种组合中，一方面可以利用放射性核素标记来追踪肿瘤细胞的代谢过程，例如，用氟－18 标记的葡萄糖类似物（如 $^{18}F-FDG$）来检测肿瘤细胞的高糖代谢特性；另一方面，通过光学成像部分（如荧光基团）对肿瘤细胞表面抗原或受体进行标记。在临床应用中，这种结合可以用于肺癌等实体瘤的早期诊断和分期。在肺癌患者中，PET-CT 已经广泛用于发现肺部结节，并通过 FDG 摄取情况判断结节的良恶性。而光学成像可以进一步在手术过程中帮助确定肿瘤边界，提高手术切除的精准性。

示例：光学－MRI 结合应用。

MRI 可以提供详细的解剖结构信息。多模态探针中的光学部分可以用于标记肿瘤细胞中的生物标志物。例如，在脑胶质瘤成像中，通过在探针中加入能够特异性识别胶质瘤细胞的靶向基团和荧光团，同时结合磁共振造影剂［如钆－二乙烯三胺五乙酸（Gd-DTPA）］来增强 MRI 信号。这样，在术前可以利用 MRI 对肿瘤进行精准定位和评估肿瘤大小，在术中利用光学成像更好地分辨肿瘤组织和正常脑组织，从而指导手术切除。

示例：超声－其他成像方式结合应用。

超声成像具有实时性和无辐射的特点，在肿瘤成像中具有独特优势。超声成像与其他成像方式结合的多模态分子探针可以发挥更好的作用。例如，在肝癌成像中，超声造影剂可以与光学或核医学成像部分结合。在手术过程中，超声可以实时显示肝脏的血管与肿瘤的位置关系，而其他成像模态可以提供肿瘤细胞的生物学特性信息，如是否存在转移潜能等，为肝癌的治疗决策提供更全面的依据。

（孙洪宝）

第十一章　分子成像在神经精神疾病中的应用

以分子探针为基础的分子成像技术在检测大脑结构和功能信息方面具有无创、精准和定量的优点，可对脑神经退行性病变及精神类疾病患者大脑的结构和功能进行评估，有助于揭示发病机制，实现疾病的早期诊断及鉴别。分子探针与确定表达水平和大脑分布的生物靶点结合，借助成像工具在空间和时间上可视化、量化探针信号，实现对生物靶点的成像分析。理想的分子探针应具备以下特性：①对靶点的高亲和力和选择性。②灵敏的检测信号。荧光探针的发射波长应达到近红外区域，且具有较高的量子产率，以避免自发荧光的干扰。探针与靶点结合后应表现显著的荧光特性改变，如荧光强度、发射波长、量子产率等。放射性探针应具有高比活性，可实现高对比的靶点成像。③快速入脑并在正常脑组织中快速被清除。当探针的亲脂性参数 log P 在 2.0~3.5、分子量为 400~600kDa、分子呈电中性时，探针可通过被动扩散透过血－脑屏障入脑。2 分钟与 60 分钟的脑摄取值比应大于 3.5。④良好的代谢稳定性。在成像期间探针应具有足够的稳定性，体内代谢不能超过 80%。

第一节　神经退行性疾病成像

一、概述

神经退行性疾病（Neurodegenerative Disease，NDD）是一组因神经元结构和功能逐渐丧失，导致记忆、认知、感觉和运动等功能障碍的神经系统疾病的统称。其发病机制复杂，关键特征包括病理性蛋白聚集、突触和神经元网络功能障碍、能量稳态改变、炎症和神经元细胞死亡等。常见的神经退行性疾病包括阿尔茨海默病（AD）、帕金森病（PD）、亨廷顿病（HD）和额颞叶痴呆（FTD）等。神经退行性疾病的早期病理表现不明显，很难通过临床表现进行疾病的准确诊断和治疗。分子成像技术可以提供脑部结构和功能的全面评估，通过对生物标志物、脑部代谢、神经递质的非侵入性检测，能够更早发现脑内病理变化，可以揭示疾病的病理机制、评估治疗药物疗效和患者的预后，这对神经退行性疾病的诊断和治疗十分重要。

二、分子成像技术在阿尔茨海默病诊疗中的应用

（一）阿尔茨海默病

1. 定义

AD 是一种起病隐匿、发生于老年和老年前期、以认知功能进行性丧失为特征的中枢神经系统退行性病变，是老年痴呆症最常见的亚型。疾病会导致短期记忆受损，后期症状包括执行功能、行为改变等认知领域的损害，最终导致机体丧失行走、吞咽等基本功能而死亡。

2. 病理特征

AD 的病理特征主要表现为神经元变性、丢失引起的脑组织萎缩，脑内出现大量的淀粉样蛋白斑块和胞内神经元纤维缠结（NFTs），胆碱乙酰化酶及乙酰胆碱含量显著减少，神经炎症和突触障碍等。

3. 发病机制

AD 的发病机制十分复杂，是内在因素和外在环境综合作用的结果。经典的 β-淀粉样蛋白级联假说认为，Aβ 可在脑内自发聚集成纤维沉积，最终形成淀粉样斑块。过度的 Aβ 纤维沉积是导致 AD 病理生理改变的始动因素，会引起 tau 蛋白的过度磷酸化、神经元丢失、突触损伤、氧化应激等一系列病理改变。胆碱能假说认为，与 AD 相关的认知障碍的病理生理学归因于胆碱能神经元的破坏或丢失，引起乙酰胆碱水平降低，从而导致认知功能障碍等一系列病理特征。此外，神经炎症反应、线粒体功能紊乱、钙稳态失衡等也用于解释 AD 的发病机制。

（二）成像靶点、分子探针与分子成像

1. 成像靶点

1) Aβ 斑块：Aβ 斑块主要由 $Aβ_{1\sim40}$ 和 $Aβ_{1\sim42}$ 两种蛋白亚型组成，是 AD 最早、最核心的病理改变，比临床症状早 10~20 年出现。这些蛋白可以聚集并形成具有 β-折叠结构的低聚物和原纤维，最终形成不溶性斑块。$Aβ_{1\sim40}$ 主要存在于脑血管斑块，形成大脑淀粉样血管病变；$Aβ_{1\sim42}$ 主要存在于脑实质，更容易聚集且毒性更高。这些斑块在大脑的积累与临床疾病的严重程度具有相关性，并远早于临床症状的出现。Aβ 斑块成像是显示 Aβ 病理改变最直接的方法，可以辅助 AD 的早期诊断。

2) 神经纤维缠结：神经纤维缠结以过度磷酸化的 tau 蛋白为主要成分，是 AD 的核心生物标志物之一。过度磷酸化的 tau 蛋白形成神经纤维缠结并在神经元内沉积，可通过朊病毒样方式传播，导致结合微管的能力降低，破坏神经元功能。3R 和 4R 是 tau 蛋白在成人大脑的主要亚型，3R 和 4R 比例的破坏与 AD 的发生相关。

3) 其他成像靶点：反映神经炎症程度的转位蛋白（TSPO）、反映胆碱能系统变性

的乙酰胆碱酯酶（AchE）、反映单胺能系统的 5-羟色胺及突触核蛋白病理等生物标志物也是重要的 AD 成像靶点，可以联合 Aβ 斑块和神经纤维缠结辅助进行 AD 的临床诊断。

2. 分子探针

1）荧光探针：近红外荧光成像能够有效穿透生物组织、灵敏度和分辨率高、成像快捷、操作简便，在临床前研究中广泛应用。目前许多近红外荧光探针已被开发用于活体小动物的 AD 病理标志物检测，如 NIAD-4、AOI-987、CRANAD-2、DANIR 8c、BODIPY、QM-FN-SO_3、ZW800-1C。其中，DANIR 8c 对 Aβ 斑块具有高亲和力和选择性，可以快速透过血-脑屏障，用于活体水平的 Aβ 斑块快速检测，目前已作为体外组织中 Aβ 斑块对照染色和 AD 转基因鼠全脑 Aβ 斑块三维标记，可与 Aβ 蛋白特异性抗体媲美。ZW800-1C 可以穿透完整颅骨进行 AD 小鼠的活体成像，并对单个神经纤维缠结进行高分辨率标记。

2）放射探针：PET 的灵敏度高，安全好，成像质量高，可显示活体内生物分子代谢、受体及神经介质活动，临床应用广泛。目前代表性的 AD 成像探针主要是正电子核素探针。^{11}C-PiB 在 2004 年首次应用于人体显像，是目前临床研究应用最广泛的淀粉样蛋白显像剂。^{11}C-PiB 在脑内能够高度灵敏并特异地与纤维化和血管壁淀粉样蛋白结合，反映活体脑组织中 Aβ 沉积的部位和浓度。^{11}C 的半衰期较短（20.3 分钟）。^{18}F 标记的显像剂半衰期为 109.8 分钟，便于商业生产及区域内配送。目前已获得 FDA 批准上市的 AD 显像剂包括 ^{18}F-Florbetapir（^{18}F-AV45，Amyvid）、^{18}F-Flutemetamol（^{18}F-GE067，Vizamyl）、^{18}F-Florbetaben（^{18}F-BAY94-9172，NeuraCeq）和 ^{18}F-Flotaucipir（^{18}F-AV1451）。相较于 ^{11}C-PiB，^{18}F-AV45 的特异性更高，在检测预期寿命不超过 6 个月的中重度 AD 患者的 Aβ 斑块时，其灵敏度和特异度分别为 92% 和 100%。^{18}F-AV1451 是目前应用最广泛，被 FDA 唯一批准上市的 tau 蛋白显像剂，它对 AD 特异的 3R/4R tau 蛋白异构体亲和力高，可对 tau 蛋白实现 PET 定量，并在患者脑 tau 蛋白沉积量高的脑区域优先保留，但存在脱靶结合。^{18}F-FDG 是临床测量人体葡萄糖代谢的常用探针，葡萄糖代谢率反映神经元功能状态，能作为是否发生神经退行性病变的依据之一。

3. 分子成像

淀粉样蛋白 PET 是 AD 诊断流程的一部分，是临床和研究使用的 AD 诊断标准。淀粉样蛋白 PET 可以用于发现早期无症状的 AD，为有症状患者的 AD 确诊提供病理证据，提高诊断准确性。淀粉样蛋白 PET 检测 AD 患者 Aβ 沉积的灵敏度和特异度可分别达到 96% 和 100%。根据《淀粉样蛋白 PET 显像在阿尔茨海默病诊断中的应用专家共识》，通过对脑 PET 图像进行视觉分析鉴别轻/中度 AD 患者时，应重点关注颞叶、额叶、后扣带回/楔前叶、顶叶 4 个 Aβ 沉积典型区域的灰质区显像剂摄取。对于 ^{18}F-Flutemetamol 还应同时观察基底节区。淀粉样蛋白 PET 阳性影像特征为 4 个脑区中至少有一个区域大部分层面的显像剂摄取不低于白质中的显像剂摄取，且显像剂摄取溢出白质边缘延伸至皮质边缘。淀粉样蛋白 PET 阴性影像特点为所有 4 个典型脑区灰质的显像剂摄取均低于白质。

淀粉样蛋白 PET 阳性结果对确认临床考虑的 AD 具有重要价值，特别是对于轻度认知障碍、不典型临床表现和早发性痴呆的患者。淀粉样蛋白 PET 阴性结果作为排除 AD 的标准具有较高的准确性，可以有效地鉴别大部分非 AD 病理的痴呆类型，但对于混合型 AD 及一些也出现明显的淀粉样蛋白沉积的神经系统疾病如脑淀粉样血管病、帕金森病痴呆、创伤性脑损伤等，淀粉样蛋白 PET 也可以呈现阳性结果，需结合临床、多模态影像学和其他生物标志物进行综合判断。淀粉样蛋白 PET 也常作为治疗药物疗效监测的重要指标。在 Aβ 单克隆抗体如仑卡奈单抗（Lecanemab）、阿杜卡玛单抗（Aducanumab）和多奈单抗（Donanemab）的临床试验中，均使用淀粉样蛋白 PET 评估淀粉样斑块清除情况，以反映治疗效果。淀粉样蛋白 PET 显示治疗后的早期 AD 患者（AD 源性 MCI 和 AD 型痴呆）淀粉样斑块负荷显著降低，为新药的研发提供了客观证据。

第二节　精神疾病成像

一、概述

精神疾病是指在各种生物学、心理学以及社会环境因素影响下，大脑功能失调，导致认知、情感、意志和行为等精神活动出现不同程度障碍的疾病。常见的精神疾病包括抑郁症、焦虑症、双相情感障碍、精神分裂症等。目前，精神疾病的诊断主要遵循"症状－综合征－诊断"模式，其准确度、时效性有限，影响患者预后，增加公共卫生负担。脑成像技术可以研究特定疾病的脑结构、脑功能及脑代谢等，为非侵入性研究精神疾病的神经结构、发病机制、精准临床诊疗和药物疗效评价提供新方法和思路。

二、分子成像技术在抑郁症研究中的应用

（一）抑郁症

1. 定义

抑郁症（Depressive Disorder）是一种以持续的情感低落、意志活动减退为主要特征的，常见且易复发的心境障碍性精神疾病。

2. 病理特征

抑郁症的临床症状多样，临床常使用特定的症状（标准）列表以诊断不同类型的抑郁症和评定症状的严重程度。实验室检查如血液检查、神经系统检查、睡眠检查等可以帮助医生确定导致患者抑郁的原因。目前尚无有效、可靠的客观诊断及疗效预测方法。

3. 发病机制

抑郁症的发病机制尚不明确,作为一种异质性疾病,其病因与许多因素有关,如遗传、神经内分泌、社会环境等。大脑"皮质－边缘系统"区域的结构和功能在发育过程中的异常改变可能会导致抑郁症发生。根据单胺假说,抑郁症的发生与血清素、去甲肾上腺素和多巴胺等单胺类神经递质的功能降低有关。此外,神经内分泌假说、细胞因子假说、谷氨酸能假说、神经营养与再生假说及神经环路假说等也被用于解释抑郁症的发生。

(二) 成像靶点、分子探针与分子成像

1. 成像靶点

1) 5-羟色胺(5-HT):5-HT 又名血清素,是重要的神经调节递质,主要参与情绪控制、睡眠调节、学习等多种中枢神经活动。人体的 5-HT 受体存在 7 种受体亚型,$5-HT_{1A}$ 亚型主要与神经兴奋相关,且主要集中分布在海马、杏仁核、隔核及脑干中缝核群。中枢神经系统 5-HT 的含量、功能异常可能与抑郁症发病有关,是最常用的抗抑郁药物作用靶点。

2) 谷氨酸与 γ-氨基丁酸(GABA):GABA 是大脑中的主要抑制性神经递质,可抵消主要兴奋性神经递质谷氨酸。抑郁症患者血浆和大脑皮质中的 GABA 水平较低,GABA 能中间神经元丢失,谷氨酸脱羧酶水平降低。谷氨酸和 N-甲基-D-天冬氨酸(NMDA)受体异常会导致抑郁症的病理生理改变,NMDA 受体拮抗剂已在临床前和临床研究中显示出抗抑郁样活性。

3) 多巴胺(DA)受体:多巴胺作为大脑中最丰富的儿茶酚胺神经递质,在调节许多大脑区域的神经传递中起重要作用,并参与多种生理和行为过程。抑郁症患者表现出多巴胺 D1、D2 受体水平降低,阻断或减少多巴胺会诱发并加重抑郁症状。多巴胺系统的低激活也被发现与抑郁症有关。

4) 其他成像靶点:心理压力会影响人的免疫系统,激活大脑及外周炎症反应、抑制免疫反应。因此,一些细胞因子如 ROS、炎症细胞因子、生物硫醇及干扰素等也被用作成像靶点。

2. 分子探针

1) 荧光探针:目前针对抑郁症的荧光成像探针仍在开发阶段,在临床前抑郁症动物模型的诊断、病理机制和抗抑郁药物评价方面研究较多。如原位检测活体动物脑中去甲肾上腺素的荧光-光声双模态探针 FPNE、检测活体抑郁症小鼠脑 5-HT 能神经元中过氧化氢的探针 $PF-H_2O_2$、反映小鼠脑中 NMDA 相关离子变化的双色荧光探针 DNP、选择性成像应激诱导抑郁症小鼠脑中半胱氨酸水平的探针 MCM、双光子荧光探针 TCP,以及可用于快速治疗应激模型小鼠的抑郁样行为的搭载 5-羟色胺酸(5-HTP)的近红外纳米探针 H&I@AsvA 等。

2) 放射性探针:借助 PET 成像,放射性示踪剂被广泛用于增强对抑郁症的病理生理学和抗抑郁药物治疗反应的理解。许多抑郁症治疗药物是基于单胺假说开发的,因此

抑郁症的放射性探针主要为 5-HT 受体显像剂、多巴胺受体显像剂、去甲肾上腺素显像剂等。如血清素转运蛋白 PET 配体 ^{11}C-DASB 和 ^{11}C-MADAM、5-HT$_1$ 受体显像剂 ^{11}C-WAY100635、5-HT$_{1B}$ 受体显像剂 ^{11}C-AZ10419369、多巴胺转运体显像剂 ^{18}F-FE-PE2I、多巴胺 D2 受体显像剂 ^{11}C-raclopride、多巴胺能神经元显像剂 ^{18}F-FDOPA 及去甲肾上腺素 PET 配体 ^{18}F-FMeNER-D2、GABA-A 受体显像剂 ^{11}C-Flumazenil、mGluR5 受体显像剂 ^{11}C-ABP688 等。

3. 分子成像

分子成像在阐明抑郁症的神经生物学病理、疾病诊断和治疗药物研究等方面应用广泛。PET 研究表明，各种神经递质（如多巴胺、GABA、谷氨酸和 μ-阿片受体等）的破坏是抑郁症的潜在病理生理基础，突出了这些神经化学标志物在抑郁症的诊断和治疗中的潜在作用。PET 成像已证明抑郁症患者的多巴胺摄取减少，GABA-A 受体结合减少，兴奋性神经传递改变。使用 ^{11}C-ABP688 示踪剂进行的 PET 扫描一致显示抑郁症患者的 mGluR5 受体结合较少，并与抑郁症的严重程度相关（与海马体中的 mGluR5 结合相关），这一结论得到尸检脑样本的蛋白质印迹分析的支持，进一步支持抑郁症的谷氨酸能假说。^{18}F-FDG 和 ^{15}O-H$_2$O 可以测量葡萄糖代谢的长期变化和脑血流，葡萄糖代谢模式和血管功能变化作为潜在生物标志物，其 PET 成像可能有助于确定治疗效果。^{11}C-PiB 和 ^{11}C-DASB 在晚年抑郁症患者中的 PET 数据显示 Aβ 水平升高和 5-HT$_1$ 水平降低，提示两者潜在的神经生物学机制。

PET 成像不仅可以用于研究临床体征的神经病理学机制，还可以监测机体对抗抑郁药反应的代谢和受体水平变化。选择性 5-羟色胺再吸收抑制剂（SSRI）是最常见的针对 5-羟色胺神经递质的一线抗抑郁药，其主要作用机制是阻断突触间隙中的 5-羟色胺吸收。使用 PET 了解抗抑郁药剂量与 5-羟色胺转运蛋白占有率之间的联系，以及不同的抗抑郁药如何与 5-羟色胺转运蛋白相互作用，可能有助于解释抗抑郁药治疗方法的疗效差异。^{18}F-FMeNER-D2 的 PET 研究表明，文拉法辛除了阻断 5-羟色胺转运蛋白，还可通过阻断去甲肾上腺素转运蛋白发挥抗抑郁效果。与对照受试者相比，接受日剂量为 150~300mg 文拉法辛的抑郁症患者的去甲肾上腺素转运蛋白结合潜力显著降低。^{11}C-DASB 的 PET 研究发现，100mg 日剂量的阿片类镇痛药曲马多相当于 50% 的 5-羟色胺转运体的占有率。^{18}F-FDG 的 PET 显示 SSRI 治疗导致患者大脑区域的代谢变化。PET 有助于了解奥氮平和氟西汀联合治疗的疗效、辨别氯胺酮输注对 5-HT$_{1B}$ 受体结合的影响。SSRI 耐药重度抑郁症（MDD）患者在氯胺酮输注前和输注后 24~72 小时的 ^{11}C-AZ10419369 PET 显像表明，氯胺酮以与基线时腹侧纹状体中 5-HT$_{1B}$ 受体的结合成负相关的方式减轻 MDD 患者的抑郁症状，提示 5-HT$_{1B}$ 受体可以作为监测氯胺酮在抑郁症中治疗反应的潜在生物标志物。电休克疗法（ECT）是对一线治疗无效的抑郁症的重要治疗方式，虽然研究者对 ECT 的确切机制不完全了解，但 PET 研究表明，ECT 通过调节皮质边缘功能和多巴胺相关机制发挥治疗作用。此外，PET 成像可以揭示与替代疗法和心理疗法相关的神经变化，强调睡眠限制治疗后葡萄糖代谢的变化、认知行为疗法（CBT）后神经炎症的减少、血清素及其 5-HT$_{1B}$ 受体在心理治疗中的作用。PET 成像可能是阐明抑郁症及其治疗的复杂生物学机制的关键工具，有可能指导针对疾病更有效、个性化的干预措施，为及时的抑郁症筛查、诊断和管理做出贡献。

（吴小艾　程妍）

主要参考文献

[1] 国家药典委员会. 中华人民共和国药典（2020年版）[M]. 北京：中国医药科技出版社，2020.

[2] 王雪梅，王茜，杨敏. 分子影像学 [M]. 北京：北京大学医学出版社，2019.

[3] 申宝忠. 分子影像学 [M]. 北京：人民卫生出版社，2010.

[4] Bouwman-Boer Y, Fenton-May V, Le Brun P. Practical Pharmaceutics [M]. Berlin：Springer，2015.

[5] 王倩，朱先伟. 表面等离子共振技术原理与应用 [M]. 北京：北京大学医学出版社，2024.

[6] Kilbourn M R, Scott P J H. Handbook of Radiopharmaceuticals：Methodology and Applications (2nd edition) [M]. Hoboken：Wiley，2021.

[7] 中国食品药品监督管理总局. 人体生物等效性试验豁免指导原则 [EB/OL]. https://www.nmpa.gov.cn/directory/web/nmpa//zhuanti/zt2023/ypgzhlfzh/shypqxgg/ggzcwj/20160519192001101.html.

[8] 张永学. 实验核医学 [M]. 北京：人民卫生出版社，2002.

[9] 尤恩·史密斯，杰弗里·登特. 现代拉曼光谱 [M]. 2版. 商照聪，薛晓康，储德韧，等译. 北京：化学工业出版社，2023.

[10] Karlsson R, Michaelsson A, Mattsson L. Kinetic analysis of monoclonal antibody-antigen interactions with a new biosensor based analytical system [J]. J Immunol Methods，1991，145 (1-2)：229-240.

[11] Schuster S, Swanson R, Alex L, et al. Assembly and function of a quaternary signal transduction complex monitored by surface plasmon resonance [J]. Nature，1993，365 (6444)：343-347.

[12] 戴光复，金月英，田源，等. 冰冻切片放射自显影技术在微剂量研究中的应用 [J]. 国际放射医学核医学杂志，2006，30 (5)：264-267.

[13] 孙杰，郑钊铖，石劲敏，等. 定量全身放射自显影技术（QWBA）在大鼠组织分布研究中的应用 [J]. 毒理学杂志，2018，32 (5)：390-392.

[14] Badr C E, Tannous B A. Bioluminescence imaging：progress and applications [J]. Trends Biotechnol，2011，29 (12)：624-633.

[15] Berezin M Y, Achilefu S. Fluorescence lifetime measurements and biological imaging [J]. Chem Rev，2010，110 (5)：2641-2684.

[16] 李战军，张洪武. 光学探针在活体成像中的应用 [J]. 中国医学影像学杂志，

2012, 20 (11): 871-877.

[17] 郑南南, 黄钢. 小动物活体光学三维成像系统及其对乳腺癌的定量分析 [J]. 激光生物学报, 2022, 31 (3): 215-223.

[18] Jang B S. MicroSPECT and MicroPET imaging of small animals for drug development [J]. Toxicol Res, 2013, 29 (1): 1-6.

[19] Koba W, Jelicks L A, Fine E J. MicroPET/SPECT-CT imaging of small animal models of disease [J]. Am J Pathol, 2013, 182 (2): 319-324.

[20] De Saint-Hubert M, Bauwens M, Deckers N, et al. In vivo molecular imaging of apoptosis and necrosis in atherosclerotic plaques using microSPECT-CT and microPET-CT imaging [J]. Mol Imaging Biol, 2014, 16 (2): 246-254.

[21] 马超, 王荣福. 小动物 SPECT-CT 的应用进展 [J]. 中国医学装备, 2013, 10 (1): 66-69.

[22] 潘懿范, 宋少莉, 黄钢. 比较 SPECT-CT 和 PET-CT 在小动物模型中的应用 [J]. 国际放射医学核医学杂志, 2009, 33 (4): 196-199.

[23] Lindner T, Loktev A, Altmann A, et al. Development of quinoline-based theranostic ligands for the targeting of fibroblast activation protein [J]. J Nucl Med, 2018, 59 (9): 1415-1422.

[24] 李亚卓, 慈小燕, 伊秀林, 等. 放射性同位素示踪技术在药物研发过程中的应用 [J]. 药物评价研究, 2018, 41 (7): 1348-1356.

[25] 慈小燕, 武卫党, 李亚卓, 等. 不同 BCS 分类药物的肠道渗透性研究 [J]. 中国新药杂志, 2018, 27 (1): 63-68.

[26] 武卫党, 慈小燕, 魏滋鸿, 等. 淫羊藿苷元对临床重要药物转运体抑制作用研究 [J]. 药物评价研究, 2018, 41 (6): 986-991.

[27] Wabnitz P A, Mitchell D, Wabnitz D A. In vitro and in vivo metabolism of the anti-cancer agent CI-1040, a MEK inhibitor, in rat, monkey, and human [J]. Pharm Res, 2004, 21 (9): 1670-1679.

[28] 张学农, 张强, 温浩, 等. 阿苯达唑聚氰基丙烯酸正丁酯纳米粒的制备、性质及其组织靶向性研究 [J]. 药学学报, 2003, 38 (6): 462-466.

[29] 李新平, 王燕, 卢国, 等. PET 分子显像技术在药代动力学研究中的应用 [J]. 国际放射医学核医学杂志, 2019, 43 (4): 349-355.

[30] Nerella S G, Singh P, Sanam T, et al. PET molecular imaging in drug development: the imaging and chemistry perspective [J]. Front Med, 2022, 9: 812270.

[31] Cherry S R, Gambhir S S. Use of positron emission tomography in animal research [J]. ILAR J, 2001, 42 (3): 219-232.

[32] Wang J, Maurer L. Positron emission tomography: applications in drug discovery and drug development [J]. Curr Top Med Chem, 2005, 5 (11): 1053-1075.

[33] 唐刚华. 正电子放射性核素的制备及其在药学领域中的应用 [J]. 中国药物化学杂

志，2003，13（1）：57-62.

[34] 孔祥星，朱华，杨志. 肿瘤示踪动力学分析原理（第1部分）：原理和方法概述[J]. 中华核医学与分子影像杂志，2023，43（7）：437-444.

[35] 孔祥星，朱华，杨志. 肿瘤示踪动力学分析原理（第2部分）：示例和未来方向[J]. 中华核医学与分子影像杂志，2023，43（12）：763-768.

[36] Mota F, Ruiz-Bedoya C A, Tucker E W, et al. Dynamic ^{18}F-Pretomanid PET imaging in animal models of TB meningitis and human studies[J]. Nat Commun, 2022, 13（1）: 7974.

[37] 周妮娜，朱华，杨志. 靶向HER2阳性肿瘤的PET-CT分子显像临床研究进展[J]. 肿瘤防治研究，2019，46（4）：376-381.

[38] O'Donoghue J A, Lewis J S, Pandit-Taskar N, et al. Pharmacokinetics, biodistribution, and radiation dosimetry for ^{89}Zr-trastuzumab in patients with esophagogastric cancer[J]. J Nucl Med, 2018, 59（1）: 161-166.

[39] Kaneko K, Tanaka M, Ishii A, et al. A clinical quantitative evaluation of hepatobiliary transport of ^{11}C dehydropravastatin in humans using positron emission tomography[J]. Drug Metab Dispos, 2018, 46（5）: 719-728.

[40] 张涛，施蒙，计欣，等. 零期临床助力中国原创药研发新范式迭代[J]. 中国医药生物技术，2024，19（3）：193-196.

[41] 王进，陈刚，张彤，等. 创新药物的零期临床试验[J]. 中国临床药理学与治疗学，2014，19（4）：476-480.

[42] Marchetti S, Schellens J H. The impact of FDA and EMEA guidelines on drug development in relation to Phase 0 trials[J]. Br J Cancer, 2007, 97（5）: 577-581.

[43] Heuveling D A, de Bree R, Vugts D J, et al. Phase 0 microdosing PET study using the human mini antibody F16SIP in head and neck cancer patients[J]. J Nucl Med, 2013, 54（3）: 397-401.

[44] 周晓雯，居文政，朱萱萱，等. 放射性核素示踪技术在化学创新药人体物质平衡中的应用[J]. 药学与临床研究，2020，28（2）：131-135.

[45] 许俊羽，赵侠，王荣福，等. 人体物料平衡研究中使用放射性核素标记药物在中国的可行性[J]. 中国临床药理学杂志，2013，29（10）：797-800.

[46] Von R O, Massimini G, Scheible H, et al. Pimasertib, a selective oral MEK1/2 inhibitor: absolute bioavailability, mass balance, elimination route, and metabolite profile in cancer patients[J]. Br J Clin Pharmacol, 2016, 82（6）: 1498-1508.

[47] Prakash C, Li Z, Orlandi C, et al. Assessment of exposure of metabolites in preclinical species and humans at steady state from the single-dose radiolabeled absorption, distribution, metabolism, and excretion studies: a case study[J]. Drug Metab Dispos, 2012, 40（7）: 1308-1320.

[48] Shipp D W, Sinjab F, Notingher I. Raman spectroscopy: techniques and applications in the life sciences [J]. Adv Opt Photon, 2017, 9 (2): 315.

[49] Smith G P S, McGoverin C M, Fraser S J, et al. Raman imaging of drug delivery systems [J]. Adv Drug Deliver Rev, 2015, 89: 21-41.

[50] Jones R R, Hooper D C, Zhang L, et al. Raman techniques: fundamentals and frontiers [J]. Nanoscale Res Lett, 2019, 14 (1): 231.

[51] Ren J, Mao S, Lin J, et al. Research progress of Raman spectroscopy and Raman imaging in pharmaceutical analysis [J]. Curr Pharm Des, 2022, 28 (18): 1445-1456.

[52] Krafft C, Schie I W, Meyer T, et al. Developments in spontaneous and coherent Raman scattering microscopic imaging for biomedical applications [J]. Chem Soc Rev, 2016, 45 (7): 1819-1849.

[53] Lin S, Cheng Z, Li Q, et al. Toward sensitive and reliable surface-enhanced raman scattering imaging: from rational design to biomedical applications [J]. ACS Sens, 2021, 6 (11): 3912-3932.

[54] Sanhueza M I, Meléndrez M F, von Plessing C, et al. Raman microimaging as an analytical technique for simultaneous quantification and localization of active principles in pharmaceutical solid dosage forms [J]. J Raman Spectrosc, 2020, 51 (4): 649-659.

[55] Sasani N, Bock P, Felhofer M, et al. Raman imaging reveals in-situ microchemistry of cuticle and epidermis of spruce needles [J]. Plant Methods, 2021, 17 (1): 17.

[56] Wang Q, Zhang Y, Yang B. Development status of novel spectral imaging techniques and application to traditional Chinese medicine [J]. J Pharm Anal, 2023, 13 (11): 1269-1280.

[57] 曾敏静，马玮玮，唐浴尘，等. 拉曼光谱在细胞成像中的研究进展 [J]. 分析测试学报，2024, 43 (1): 95-106.

[58] 路交，朱姗姗，崔笑宇，等. 拉曼光谱成像技术及其在生物医学中的应用 [J]. 中国激光，2018, 45 (3): 70-79.

[59] Fateixa S, Nogueira H, Trindade T. Carbamazepine polymorphism: a revisitation using Raman imaging [J]. Int J Pharm, 2022, 617: 121632.

[60] 韩静，姚静，董美阳，等. 共焦显微拉曼光谱成像技术探究冻干制剂-注射用培美曲塞二钠中药物分布均匀性 [J]. 药学学报，2022, 57 (7): 2158-2165.

[61] Zeng Q, Wang L, Wu S, et al. Dissolution profiles prediction of sinomenine hydrochloride sustained-release tablets using Raman mapping technique [J]. Int J Pharm, 2022, 620: 121743.

[62] Koutentaki G, Krýsa P, Trunov D, et al. 3D Raman mapping as an analytical tool for investigating the coatings of coated drug particles [J]. J Pharm Anal, 2023,

13（3）：276-286.

[63] Rebiere H, Martin M, Ghyselinck C, et al. Raman chemical imaging for spectroscopic screening and direct quantification of falsified drugs [J]. J Pharm Biomed Anal, 2018, 148：316-323.

[64] Sun N, Chang L, Lu Y, et al. Raman mapping-based reverse engineering facilitates development of sustained-release nifedipine tablet [J]. Pharmaceutics, 2022, 14 (5)：1052.

[65] Lin C C, Lin P Y, Han Z, et al. Rapid identification and detection of aristolochic acids in the herbal extracts by Raman spectroscopy [J]. Spectrochim Acta A Mol Biomol Spectrosc, 2023, 300：122918.

[66] Tian S, Li H, Li Z, et al. Polydiacetylene-based ultrastrong bioorthogonal Raman probes for targeted live-cell Raman imaging [J]. Nat Commun, 2020, 11 (1)：81.

[67] He H, Zhang X, Du L, et al. Molecular imaging nanoprobes for theranostic applications [J]. Adv Drug Deliv Rev, 2022, 186：114320.

[68] Aboagye E O, Barwick T D, Haberkorn U. Radiotheranostics in oncology：making precision medicine possible [J]. CA Cancer J Clin, 2023, 73 (3)：255-274.

[69] Filippi L, Chiaravalloti A, Schillaci O, et al. Theranostic approaches in nuclear medicine：current status and future prospects [J]. Expert Rev Med Devices, 2020, 17 (4)：331-343.

[70] Rasul S, Haug A R. Clinical applications of PSMA PET examination in patients with prostate cancer [J]. Cancers, 2022, 14 (15)：3756.

[71] Sonni I, Eiber M, Fendler W P, et al. Impact of ^{68}Ga-PSMA-11 PET-CT on staging and management of prostate cancer patients in various clinical settings：a prospective single-center study [J]. J Nucl Med, 2020, 61 (8)：1153-1160.

[72] Cives M, Strosberg J R. Gastroenteropancreatic neuroendocrine tumors [J]. CA Cancer J Clin, 2018, 68 (6)：471-487.

[73] Hope T A, Pavel M, Bergsland E K. Neuroendocrine tumors and peptide receptor radionuclide therapy：when is the right time? [J]. J Clin Oncol, 2022, 40 (24)：2818-2829.

[74] Adnan A, Basu S. Somatostatin receptor targeted PET-CT and its role in the management and theranostics of gastroenteropancreatic neuroendocrine neoplasms [J]. Diagnostics, 2023, 13 (13)：2154.

[75] Parghane R V, Mitra A, Upadhye T, et al. Sequential duo-peptide receptor radionuclide therapy with indigenous ^{90}Y-dotatate and ^{177}Lu-DOTATATE in large-volume neuroendocrine tumors [J]. Clin Nucl Med, 2020, 45 (9)：714-715.

[76] Pacak K, Wimalawansa S J. Pheochromocytoma and paraganglioma [J]. Endocr Pract, 2015, 21 (4): 406-412.

[77] Neumann H, Young W J, Eng C. Pheochromocytoma and paraganglioma [J]. N Engl J Med, 2019, 381 (6): 552-565.

[78] Thorpe M P, Kane A, Zhu J, et al. Long-term outcomes of 125 patients with metastatic pheochromocytoma or paraganglioma treated with ^{131}I-MIBG [J]. J Clin Endocr Metab, 2020, 105 (3): e494-e501.

[79] Maric I, Weber M, Prochnow A, et al. Efficacy and safety of ^{124}I-MIBG dosimetry-guided high-activity ^{131}I-MIBG therapy of advanced pheochromocytoma or neuroblastoma [J]. J Nucl Med, 2023, 64 (6): 885-891.

[80] 陈跃, 赵军, 吴湖炳, 等. ^{18}F-NaF PET-CT 骨显像操作指南 [J]. 中华核医学与分子影像杂志, 2016, 36 (1): 76-78.

[81] 何平, 杜明华. 骨靶向放射性核素治疗肺癌骨转移疼痛的研究进展 [J]. 国际放射医学核医学杂志, 2020, 44 (3): 189-195.

[82] Szeleszczuk L, Fraczkowski D. Propranolol versus other selected drugs in the treatment of various types of anxiety or stress, with particular reference to stage fright and post-traumatic stress disorder [J]. Int J Mol Sci, 2022, 23 (17): 10099.

[83] Pereira M, Vale N. Saquinavir: from HIV to COVID-19 and cancer treatment [J]. Biomolecules, 2022, 12 (7): 944.

[84] Kitahara K, Kawai S. Cyclosporine and tacrolimus for the treatment of rheumatoid arthritis [J]. Curr Opin Rheumatol, 2007, 19 (3): 238-245.

[85] Pantel A R, Mankoff D A, Karp J S. Total-body PET: will it change science and practice? [J]. J Nucl Med, 2022, 63 (5): 646-648.

[86] Guo C, Guo Y, Liu J, et al. The G1 phase optical reporter serves as a sensor of CDK4/6 inhibition in vivo [J]. Int J Biol Sci, 2021, 17 (3): 728-741.

[87] Spruill M L, Maletic-Savatic M, Martin H, et al. Spatial analysis of drug absorption, distribution, metabolism, and toxicology using mass spectrometry imaging [J]. Biochem Pharmacol, 2022, 201: 115080.

[88] Butterfield L H, Najjar Y G. Immunotherapy combination approaches: mechanisms, biomarkers and clinical observations [J]. Nat Rev Immunol, 2024, 24 (6): 399-416.

[89] Du Y, Liang X, Li Y, et al. Liposomal nanohybrid cerasomes targeted to PD-L1 enable dual-modality imaging and improve antitumor treatments [J]. Cancer Lett, 2018, 414: 230-238.

[90] 杨晓峰. 光学分子影像学在肿瘤外科应用的前景 [J]. 肿瘤防治研究, 2018, 45 (6): 357-361.

[91] Chi C, Ye J, Ding H, et al. Use of indocyanine green for detecting the sentinel

lymph node in breast cancer patients: from preclinical evaluation to clinical validation [J]. PLOS One, 2013, 8 (12): e83927.

[92] Newton A D, Kennedy G T, Predina J D, et al. Intraoperative molecular imaging to identify lung adenocarcinomas [J]. J Thorac Dis, 2016, 8 (Suppl 9): S697-S704.

[93] Dindere M E, Tanca A, Rusu M, et al. Intraoperative tumor detection using Pafolacianine [J]. Int J Mol Sci, 2022, 23 (21): 12842.

[94] Rosenthal E L, Warram J M, de Boer E, et al. Safety and tumor specificity of Cetuximab-IRDye800 for surgical navigation in head and neck cancer [J]. Clin Cancer Res, 2015, 21 (16): 3658-3666.

[95] Grootendorst M R, Cariati M, Kothari A, et al. Cerenkov luminescence imaging (CLI) for image-guided cancer surgery [J]. Clin Transl Imaging, 2016, 4 (5): 353-366.

[96] Kim H, Cho M H, Choi H S, et al. Zwitterionic near-infrared fluorophore-conjugated epidermal growth factor for fast, real-time, and target-cell-specific cancer imaging [J]. Theranostics, 2019, 9 (4): 1085-1095.

[97] Leng L, Wang Y, He N, et al. Molecular imaging for assessment of mesenchymal stem cells mediated breast cancer therapy [J]. Biomaterials, 2014, 35 (19): 5162-5170.

[98] Olson M T, Ly Q P, Mohs A M. Fluorescence guidance in surgical oncology: challenges, opportunities, and translation [J]. Mol Imaging Biol, 2019, 21 (2): 200-218.

[99] Ren L, Wang Y, Zhu L, et al. Optimization of a MT1-MMP-targeting peptide and its application in near-infrared fluorescence tumor imaging [J]. Sci Rep, 2018, 8 (1): 10334.

[100] Han Z, Shang W, Liang X, et al. An innovation for treating orthotopic pancreatic cancer by preoperative screening and imaging-guided surgery [J]. Mol Imaging Biol, 2019, 21 (1): 67-77.

[101] Jones J E, Busi S B, Mitchem J B, et al. Evaluation of a tumor-targeting, near-infrared fluorescent peptide for early detection and endoscopic resection of polyps in a rat model of colorectal cancer [J]. Mol Imaging, 2018, 17: 1-9.

[102] Gutowski M, Framery B, Boonstra M C, et al. SGM-101: An innovative near-infrared dye-antibody conjugate that targets CEA for fluorescence-guided surgery [J]. Surg Oncol, 2017, 26 (2): 153-162.

[103] Zhu C N, Chen G, Tian Z Q, et al. Near-infrared fluorescent Ag_2Se Cetuximab nanoprobes for targeted imaging and therapy of cancer [J]. Small, 2017, 13 (3): 1602309.

[104] Zhang C, Yu X, Gao L, et al. Noninvasive imaging of CD206-positive M2

macrophages as an early biomarker for post-chemotherapy tumor relapse and lymph node metastasis [J]. Theranostics, 2017, 7 (17): 4276-4288.

[105] Peng P, Wu N, Ye L, et al. Biodegradable inorganic upconversion nanocrystals for in vivo applications [J]. ACS Nano, 2020, 14 (12): 16672-16680.

[106] Park J H, Gu L, von Maltzahn G, et al. Biodegradable luminescent porous silicon nanoparticles for in vivo applications [J]. Nat Mater, 2009, 8 (4): 331-336.

[107] Tafreshi N K, Bui M M, Bishop K, et al. Noninvasive detection of breast cancer lymph node metastasis using carbonic anhydrases IX and XII targeted imaging probes [J]. Clin Cancer Res, 2012, 18 (1): 207-219.

[108] Saccomano M, Dullin C, Alves F, et al. Preclinical evaluation of near-infrared (NIR) fluorescently labeled cetuximab as a potential tool for fluorescence-guided surgery [J]. Int J Cancer, 2016, 139 (10): 2277-2289.

[109] Wei T, Xing H, Wang H, et al. Bovine serum albumin encapsulation of near infrared fluorescent nano-probe with low nonspecificity and cytotoxicity for imaging of HER2-positive breast cancer cells [J]. Talanta, 2020, 210: 120625.

[110] Suganya S A, Kochurani K J, Nair M G, et al. TM1-IR680 peptide for assessment of surgical margin and lymph node metastasis in murine orthotopic model of oral cancer [J]. Sci Rep, 2016, 6: 36726.

[111] Yao D, Lin Z, Wu J. Near-Infrared fluorogenic probes with polarity-sensitive emission for in vivo imaging of an ovarian cancer biomarker [J]. ACS Appl Mater Inter, 2016, 8 (9): 5847-5856.

[112] Wang P, Wang X, Luo Q, et al. Fabrication of red blood cell-based multimodal theranostic probes for second near-infrared window fluorescence imaging-guided tumor surgery and photodynamic therapy [J]. Theranostics, 2019, 9 (2): 369-380.

[113] Hu Z, Fang C, Li B, et al. First-in-human liver-tumour surgery guided by multispectral fluorescence imaging in the visible and near-infrared- I/II windows [J]. Nat Biomed Eng, 2020, 4 (3): 259-271.

[114] Li B, Lu L, Zhao M, et al. An efficient 1064 nm NIR-II excitation fluorescent molecular dye for deep-tissue high-resolution dynamic bioimaging [J]. Angew Chem Int Ed Engl, 2018, 57 (25): 7483-7487.

[115] Antaris A L, Chen H, Cheng K, et al. A small-molecule dye for NIR-II imaging [J]. Nat Mater, 2016, 15 (2): 235-242.

[116] Zhang X D, Wang H, Antaris A L, et al. Traumatic brain injury imaging in the second near-infrared window with a molecular fluorophore [J]. Adv Mater, 2016, 28 (32): 6872-6879.

[117] Fang Y, Shang J, Liu D, et al. Design, synthesis, and application of a small molecular NIR-Ⅱ fluorophore with maximal emission beyond 1200 nm [J]. J Am Chem Soc, 2020, 142 (36): 15271-15275.

[118] Hong G, Zou Y, Antaris A L, et al. Ultrafast fluorescence imaging in vivo with conjugated polymer fluorophores in the second near-infrared window [J]. Nat Commun, 2014, 5: 4206.

[119] Liu H Y, Wu P J, Kuo S Y, et al. Quinoxaline-based polymer dots with ultrabright red to near-infrared fluorescence for in vivo biological imaging [J]. J Am Chem Soc, 2015, 137 (32): 10420-10429.

[120] Yang Y, Fan X, Li L, et al. Semiconducting polymer nanoparticles as theranostic system for near-Infrared-Ⅱ fluorescence imaging and photothermal therapy under safe laser fluence [J]. ACS Nano, 2020, 14 (2): 2509-2521.

[121] Sheng Z, Guo B, Hu D, et al. Bright aggregation-induced-emission dots for targeted synergetic NIR-Ⅱ fluorescence and NIR-Ⅰ photoacoustic imaging of orthotopic brain tumors [J]. Adv Mater, 2018, 30 (29): 1800766.

[122] Li Y, Hu D, Sheng Z, et al. Self-assembled AIEgen nanoparticles for multiscale NIR-Ⅱ vascular imaging [J]. Biomaterials, 2021, 264: 120365.

[123] Sheng Z, Li Y, Hu D, et al. Centimeter-deep NIR-Ⅱ fluorescence imaging with nontoxic AIE probes in nonhuman primates [J]. Research, 2020, 2020: 4074593.

[124] Feng Z, Bai S, Qi J, et al. Biologically excretable aggregation-induced emission dots for visualizing through the marmosets intravitally: horizons in future clinical nanomedicine [J]. Adv Mater, 2021, 33 (17): e2008123.

[125] Li C, Cao L, Zhang Y, et al. Preoperative detection and intraoperative visualization of brain tumors for more precise surgery: a new dual-modality MRI and NIR nanoprobe [J]. Small, 2015, 11 (35): 4517-4525.

[126] Wen Q, Zhang Y, Li C, et al. NIR-Ⅱ fluorescent self-assembled peptide nanochain for ultrasensitive detection of peritoneal metastasis [J]. Angew Chem Int Ed Engl, 2019, 58 (32): 11001-11006.

[127] Lian W, Tu D, Hu P, et al. Broadband excitable NIR-Ⅱ luminescent nano-bioprobes based on CuInSe2 quantum dots for the detection of circulating tumor cells [J]. Nano Today, 2020, 35: 100943.

[128] Wang P, Fan Y, Lu L, et al. NIR-Ⅱ nanoprobes in-vivo assembly to improve image-guided surgery for metastatic ovarian cancer [J]. Nat Commun, 2018, 9 (1): 2898.

[129] Li H, Wang X, Li X, et al. Clearable shortwave-infrared-emitting NaErF$_4$ nanoparticles for noninvasive dynamic vascular imaging [J]. Chem Mater, 2020, 32 (8): 3365-3375.

[130] Yang J, He S, Hu Z, et al. In vivo multifunctional fluorescence imaging using liposome‐coated lanthanide nanoparticles in near‐infrared‐Ⅱ/Ⅱa/Ⅱb windows [J]. Nano Today, 2021, 38: 101120.

[131] Diao S, Blackburn J L, Hong G, et al. Fluorescence imaging in vivo at wavelengths beyond 1500nm [J]. Angew Chem Int Ed Engl, 2015, 54 (49): 14758-14762.

[132] 李黎波, 许德余. 肿瘤光动力治疗学 [M]. 北京: 科学出版社, 2018.

[133] 蒋天安. 肿瘤激光热消融治疗 [M]. 北京: 人民卫生出版社, 2017.

[134] Li X, Lovell J F, Yoon J, et al. Clinical development and potential of photothermal and photodynamic therapies for cancer [J]. Nat Rev Clin Oncol, 2020, 17 (11): 657-674.

[135] 胡宇, 刘爱华, 刘蓉. 光动力疗法联合声动力疗法在抗肿瘤方面的研究进展 [J]. 生命的化学, 2021, 41 (4): 783-787.

[136] 夏伟康, 金竹, 周昌林, 等. 光敏剂在光动力治疗中的应用研究进展 [J]. 武汉工程大学学报, 2021, 43 (2): 131-138.

[137] Zhao H, Chen K, Liu M, et al. A Mitochondria-targeted NIR-Ⅱ molecule fluorophore for precise cancer phototheranostics [J]. J Med Chem, 2024, 67 (1): 467-478.

[138] Shan Y, Wang Z, Song S, et al. Integrated positron emission tomography / magnetic resonance imaging for resting-state functional and metabolic imaging in human brain: what is correlated and what is impacted [J]. Front Neurosci, 2022, 16: 824152.

[139] Zang Z, Song T, Li J, et al. Simultaneous PET-fMRI revealed increased motor area input to subthalamic nucleus in Parkinson's disease [J]. Cereb Cortex, 2022, 33 (1): 167-175.

[140] Mu W, Jiang L, Zhang J, et al. Non-invasive decision support for NSCLC treatment using PET-CT radiomics [J]. Nat Commun, 2020, 11 (1): 5228.

[141] Persson A, Wilson I B. A fluorogenic substrate for angiotensin-converting enzyme [J]. Anal Biochem, 1977, 83 (1): 296-303.

[142] Balcerczyk A, Soszynski M, Bartosz G. On the specificity of 4-amino-5-methylamino-2′,7′-difluorofluorescein as a probe for nitric oxide [J]. Free Radic Biol Med, 2005, 39 (3): 327-335.

[143] Biancalana M, Koide S. Molecular mechanism of Thioflavin-T binding to amyloid fibrils [J]. Biochimica et Biophysica Acta, 2010, 1804 (7): 1405-1412.

[144] Cecioni S, Ashmus R A, Gilormini P A, et al. Quantifying lysosomal glycosidase activity within cells using bis-acetal substrates [J]. Nat Chem Biol, 2022, 18: 332-341.

[145] Styles M J, Boursier M E, McEwan M A, et al. Autoinducer-fluorophore

conjugates enable FRET in LuxR proteins in vitro and in cells [J]. Nat Chem Biol, 2022, 18 (10): 1115-1124.

[146] Jiang X, Li M, Wang Y, et al. 1,2,4,5-Tetrazine-tethered probes for fluorogenically imaging superoxide in live cells with ultrahigh specificity [J]. Nat Commun, 2023, 14 (1): 1401.

[147] Hang X, Tian Y, Zhang C, et al. Near-infrared fluorescence molecular imaging of amyloid beta species and monitoring therapy in animal models of Alzheimer's disease [J]. Proc Natl Acad Sci USA, 2015, 112 (31): 9734-9739.

[148] Huang J, Li J, Lyu Y, et al. Molecular optical imaging probes for early diagnosis of drug-induced acute kidney injury [J]. Nat Mater, 2019, 18 (10): 1133-1143.